Enfermagem em gerontologia
Conceitos básicos

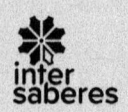

inter
saberes

Enfermagem em gerontologia
Conceitos básicos

Ana Paula Hey

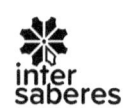

Rua Clara Vendramin, 58 . Mossunguê . CEP 81200-170
Curitiba . PR . Brasil . Fone: (41) 2106-4170
www.intersaberes.com . editora@intersaberes.com

Conselho editorial
Dr. Alexandre Coutinho Pagliarini
Drª Elena Godoy
Dr. Neri dos Santos
Mª Maria Lúcia Prado Sabatella

Editora-chefe
Lindsay Azambuja

Gerente editorial
Ariadne Nunes Wenger

Assistente editorial
Daniela Viroli Pereira Pinto

Preparação de originais
Ana Maria Ziccardi

Edição de texto
Caroline Rabelo Gomes
Palavra do Editor

Capa
Charles L. da Silva (design)
David Gyung/Shutterstock (imagem)

Projeto gráfico
Charles L. da Silva (design)
scoutori/Shutterstock (imagem)

Diagramação
Laís Galvão

Designer responsável
Luana Machado

Iconografia
Maria Elisa Sonda
Regina Claudia Cruz Prestes

Dados Internacionais de Catalogação na Publicação (CIP)
(Câmara Brasileira do Livro, SP, Brasil)

Hey, Ana Paula

Enfermagem em gerontologia: conceitos básicos/Ana Paula Hey. – Curitiba, PR: InterSaberes, 2024.

Bibliografia.
ISBN 978-85-227-0840-6

1. Enfermagem – Estudo e ensino 2. Geriatria 3. Gerontologia I. Título.

23-184183

CDD-610.73
NLM-WY-100

Índices para catálogo sistemático:

1. Enfermagem: Ciências médicas 610.73

Eliane de Freitas Leite – Bibliotecária – CRB 8/8415

1ª edição, 2024.
Foi feito o depósito legal.

Informamos que é de inteira responsabilidade da autora a emissão de conceitos.

Nenhuma parte desta publicação poderá ser reproduzida por qualquer meio ou forma sem a prévia autorização da Editora InterSaberes.

A violação dos direitos autorais é crime estabelecido na Lei n. 9.610/1998 e punido pelo art. 184 do Código Penal.

Sumário

11 *Apresentação*
15 *Como aproveitar ao máximo este livro*

Capítulo 1
19 **Interfaces entre envelhecimento populacional, gerontologia e Enfermagem**
21 1.1 O envelhecimento populacional no Brasil
24 1.2 Transição demográfica no Brasil
27 1.3 Transição epidemiológica no Brasil
29 1.4 Bases conceituais e históricas em gerontologia
34 1.5 Envelhecimento ativo
38 1.6 A enfermagem em gerontologia
43 1.7 Educação em saúde em gerontologia

Capítulo 2
49 **Bases para avaliação da pessoa idosa**
51 2.1 O enfermeiro e a avaliação da pessoa idosa
56 2.2 Avaliação da fragilidade
61 2.3 Fatores de risco associados à síndrome da pessoa idosa frágil
67 2.4 Avaliação multidimensional da pessoa idosa e avaliação funcional breve
76 2.5 Instrumentos para avaliação da pessoa idosa
85 2.6 Registros no serviço de atenção domiciliar
87 2.7 Elaboração de relatórios técnicos decorrentes da avaliação gerontológica

Capítulo 3
93 Avaliação da pele e da continência da pessoa idosa
95   3.1 Componentes da pele
99   3.2 A pele da pessoa idosa
102   3.3 Cuidados com a pele de pessoas idosas
109   3.4 Prevenção de feridas em pessoas idosas
120   3.5 A incontinência urinária em pessoas idosas

Capítulo 4
137 Segurança da pessoa idosa nos ambientes familiar e social
139   4.1 Negligência e maus-tratos em relação a pessoas idosas
140   4.2 Manifestações da violência contra pessoas idosas e intervenções
150   4.3 Planejamento dos ambientes para pessoas idosas
156   4.4 Avaliação familiar e de suporte social
169   4.5 Instituições de longa permanência para idosos

Capítulo 5
179 Síndromes geriátricas e cuidados paliativos em gerontologia
181   5.1 Síndromes geriátricas
188   5.2 Gerontologia e cuidados paliativos
199   5.3 Modalidades da assistência gerontológica em cuidados paliativos

205   *Considerações finais*
207   *Referências*
223   *Respostas*
231   *Sobre a autora*

Conta uma fábula antiga que a essência do ser humano reside no cuidado e que uma divindade cuida de cada um de nós. De mais a mais, todos somos filhos e filhas do infinito cuidado que nossas mães tiveram, ao nos gerar e ao nos acolher neste mundo. E será o simples e essencial cuidado que ainda vai salvar a vida, proteger a Terra e nos fazer singelamente humanos.

(BOFF, 2012, p. 15)

Dedico este livro a todos que cuidam:

Às mães, que cuidam do ser, dando-lhes luz aos olhos e vida;

Aos pais, que cumprem o propósito de demonstrar na figura masculina a importância do cuidado responsável e amoroso;

Às mulheres, que cuidam de si, de seus lares e dos lares de outras famílias, que cuidam de bebês, crianças, adultos e idosos, por vezes de maneira invisível socialmente;

Às pessoas idosas, que cuidam do tesouro inestimável que é o compartilhamento de suas experiências e memórias;

Aos profissionais da saúde, que cuidam de inúmeras pessoas em diferentes cenários e horários;

Àqueles que se dedicam ao cuidado espiritual, que auxiliam na vitalidade, no interesse pelos outros e por si mesmos e contribuem para a construção, a desconstrução e a reconstrução de significados para a vida;

Aos professores, que cuidam para o fortalecimento do conhecimento, do diálogo, da reflexão e do posicionamento;

Àqueles que cuidam das pessoas idosas, zelando, defendendo, tratando, vigiando, protegendo e estimulando seu bem-estar e sua autonomia;

E, em especial, aos profissionais de enfermagem, que cuidam no nascimento, no desenvolvimento, na fase adulta, na velhice, na morte e no luto. Que cuidam, ainda, daqueles que não podem cuidar de si.

Apresentação

Esta obra trata da atuação do enfermeiro na área da gerontologia e contempla assuntos que envolvem o envelhecimento humano e suas dimensões física, psicoafetiva, social, cultural e espiritual. Nossa abordagem abrange todos os níveis de atenção à saúde e visa estimular a reflexão sobre a importância da atuação do profissional de enfermagem nas áreas de assistência, gestão, pesquisa, atuação política e ensino relacionados ao envelhecer e ao cuidado às pessoas idosas, o que se justifica em face do envelhecimento populacional.

Para tanto, os capítulos foram estruturados de forma a discutir uma diversidade de temas importantes para a atuação do enfermeiro em gerontologia, contribuindo para o entendimento da multidimensionalidade e da autenticidade dos sujeitos e das mudanças e adequações necessárias diante do envelhecimento populacional.

No primeiro capítulo, abordamos o envelhecimento populacional, considerando a transição demográfica e epidemiológica, com base em conceitos da gerontologia e da geriatria, bem como da enfermagem na área da gerontologia. Buscamos refletir sobre o papel desse profissional e sua importância social. O envelhecimento ativo e o papel do enfermeiro no planejamento, na estruturação, na organização, na implementação e na avaliação de estratégias que fomentem os objetivos desse assunto também são examinados no capítulo.

No segundo capítulo, analisamos como deve ser feita a avaliação da pessoa idosa, contemplando a avaliação geriátrica ampla e a avaliação geriátrica breve, assim como sua importância para a identificação precoce do risco de fragilização e da fragilidade. Descrevemos também os fatores de risco para a fragilização e a avaliação multidimensional, que não deve estar focada apenas em aspectos físicos. Apresentamos diversos instrumentos para auxiliar o enfermeiro nessas avaliações. Encerramos o capítulo com explicações sobre a elaboração de relatórios técnicos decorrentes da avaliação gerontológica e dos registros na atenção domiciliar.

No terceiro capítulo, enfocamos os cuidados com a pele da pessoa idosa, incluindo fatores de fotoproteção e de detecção precoce do câncer de pele, bem como a importância da prevenção de lesões de pele nas pessoas idosas, como as lesões por pressão, a dermatite associada à incontinência e as lesões por fricção. Tratamos também de agravos como a incontinência urinária e a fecal. Reflexões a respeito do papel da família e as formas para avaliação da família e do suporte social também são apresentadas nesse capítulo.

O quarto capítulo é dedicado a temas que permeiam as violências praticadas contra as pessoas idosas e seu reflexo em toda a sociedade, incluindo a descrição dos diversos tipos de violência, negligência e maus-tratos. Aproveitamos para considerar intervenções de enfermagem cabíveis nessas condições. Descrevemos também como devem ser o planejamento e a avaliação dos ambientes para as pessoas idosas, assim como as normas e as regras sobre as instituições de longa permanência para pessoas idosas.

Por fim, no quinto capítulo, tratamos das síndromes geriátricas e da atuação do enfermeiro na prevenção, no acompanhamento, na avaliação, na reabilitação e na paliação, já que esses agravos contribuem para o aumento das morbidades e da mortalidade em pessoas idosas. O capítulo finaliza com os conceitos e princípios dos cuidados paliativos, as modalidades da assistência gerontológica em cuidados paliativos e sua interface com a enfermagem em gerontologia.

A história da enfermagem em gerontologia está sendo escrita e vislumbra muita participação dos profissionais de enfermagem na melhoria da saúde, do bem-estar e da qualidade de vida desse público e, por consequência, da população em geral.

Bons estudos!

Como aproveitar ao máximo este livro

Este livro traz alguns recursos que visam enriquecer seu aprendizado, facilitar a compreensão dos conteúdos e tornar a leitura mais dinâmica. São ferramentas projetadas de acordo com a natureza dos temas que vamos examinar. Veja a seguir como esses recursos se encontram distribuídos no decorrer desta obra.

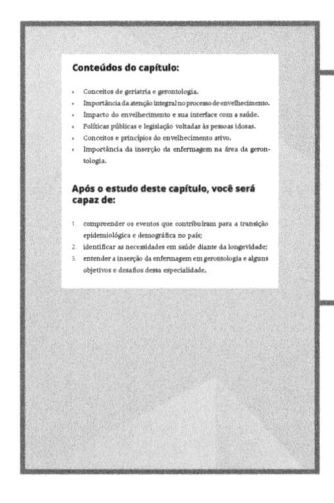

Conteúdos do capítulo:

Logo na abertura do capítulo, relacionamos os conteúdos que nele serão abordados.

Após o estudo deste capítulo, você será capaz de:

Antes de iniciarmos nossa abordagem, listamos as habilidades trabalhadas no capítulo e os conhecimentos que você assimilará no decorrer do texto.

Para saber mais

Sugerimos a leitura de diferentes conteúdos digitais e impressos para que você aprofunde sua aprendizagem e siga buscando conhecimento.

Síntese

Ao final de cada capítulo, relacionamos as principais informações nele abordadas a fim de que você avalie as conclusões a que chegou, confirmando-as ou redefinindo-as.

Questões para revisão

Ao realizar estas atividades, você poderá rever os principais conceitos analisados. Ao final do livro, disponibilizamos as respostas às questões para a verificação de sua aprendizagem.

Questões para reflexão

Ao propormos estas questões, pretendemos estimular sua reflexão crítica sobre temas que ampliam a discussão dos conteúdos tratados no capítulo, contemplando ideias e experiências que podem ser compartilhadas com seus pares.

Capítulo 1
Interfaces entre envelhecimento populacional, gerontologia e Enfermagem

> *É o sentido que os homens conferem à sua existência,*
> *é seu sistema global de valores que define o sentido e o valor*
> *da velhice. Inversamente: através da maneira pela qual*
> *uma sociedade se comporta com seus velhos, ela desvela*
> *sem equívoco a verdade – muitas vezes cuidadosamente*
> *mascarada – de seus princípios e seus fins.*
> (Beauvoir, 2018, p. 92)

Conteúdos do capítulo:

- Conceitos de geriatria e gerontologia.
- Importância da atenção integral no processo de envelhecimento.
- Impacto do envelhecimento e sua interface com a saúde.
- Políticas públicas e legislação voltadas às pessoas idosas.
- Conceitos e princípios do envelhecimento ativo.
- Importância da inserção da enfermagem na área da gerontologia.

Após o estudo deste capítulo, você será capaz de:

1. compreender os eventos que contribuíram para a transição epidemiológica e demográfica no país;
2. identificar as necessidades em saúde diante da longevidade;
3. entender a inserção da enfermagem em gerontologia e alguns objetivos e desafios dessa especialidade.

1.1 O envelhecimento populacional no Brasil

O cuidado dedicado às pessoas idosas demanda ações diferenciadas em virtude das especificidades desse público, principalmente com relação à longevidade. O que pode chamar mais a atenção nesse contexto são as alterações corporais, sendo observadas modificações importantes em diversos órgãos e sistemas, as quais impactam a segurança e a qualidade de vida dessas pessoas.

No Brasil, a Lei n. 10.741, de 1º de outubro de 2003, que aprova o Estatuto da Pessoa Idosa[1], apresenta, em seu art. 1º, a caracterização das pessoas idosas: "sujeitos com idade igual ou superior a 60 anos" (Brasil, 2003). E quem são esses sujeitos no Brasil?

A pirâmide etária brasileira, representada na Figura 1.1, divulgada pelo Instituto Brasileiro de Geografia e Estatística (IBGE), mostra que a população vem envelhecendo, conforme a comparação feita entre o ano de 2012 e o ano de 2021. A base da pirâmide representa os grupos etários mais jovens, faixa em que houve uma redução populacional, ocorrendo o inverso com a população acima de 65 anos, em que se observa um aumento populacional.

Esses dados evidenciam uma tendência de redução na proporção de pessoas abaixo dos 30 anos e um aumento de 10,5% na parcela da população com 65 anos ou mais.

---

1 Quando foi instituído, em 2003, o estatuto chamava-se *Estatuto do Idoso*, mas as expressões *idoso* e *idosos* foram substituídas pelas expressões *pessoa idosa* e *pessoas idosas*, respectivamente, por meio da Lei n. 14.723, de 22 de julho de 2022 (Brasil, 2022).

Figura 1.1 – Pirâmide etária brasileira

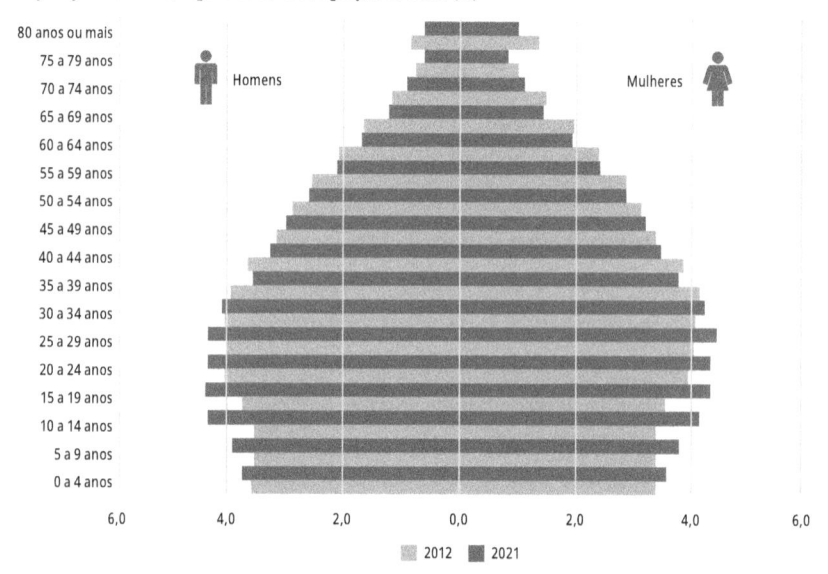

População residente, segundo o sexo e os grupos de idade (%)

Faixa etária	Homens	Mulheres
80 anos ou mais		
75 a 79 anos		
70 a 74 anos		
65 a 69 anos		
60 a 64 anos		
55 a 59 anos		
50 a 54 anos		
45 a 49 anos		
40 a 44 anos		
35 a 39 anos		
30 a 34 anos		
25 a 29 anos		
20 a 24 anos		
15 a 19 anos		
10 a 14 anos		
5 a 9 anos		
0 a 4 anos		

6,0   4,0   2,0   0,0   2,0   4,0   6,0

2012   2021

Fonte: IBGE, 2023.

Tavares e Gomes (2019) descrevem que a maior parte dessa população é do sexo feminino (56%), entre 60 e 69 anos (55,9%) e casada (49,6%), o que demonstra um processo de feminização da velhice, pois a expectativa de vida das mulheres é maior em relação à dos homens. As pessoas idosas têm distribuição desigual no território nacional, com baixa escolaridade e pouca permanência ou reinserção no mercado de trabalho formal.

As especificidades de cuidado nessa etapa da vida superam a dimensão biológica, contemplando as dimensões familiar, social, psicoafetiva e até mesmo espiritual. Cada uma dessas dimensões representa um universo particular de singularidades, as quais se inter-relacionam e refletem questões influenciadas pelo social, pelo momento histórico e também pelo individual. Nesse sentido, temas importantes que interseccionalizam com essas dimensões do cuidado são a luta de classes, as questões raciais, as questões de vulnerabilidade social, as questões de gênero e de raça, de capacidade, de orientação sexual e de religião (Pereira; Ponte; Costa, 2018).

A interseccionalidade pode causar sobreposição ou ligação de diversas identidades sociais em idosos e idosas, os quais têm suas singularidades, porém se relacionam por meio das atitudes de injustiça e desigualdade, atitudes opressivas, discriminatórias e preconceituosas, como é o caso do etarismo, ou ageísmo, que é o preconceito social relacionado ao envelhecimento.

Esses temas se ancoram em uma base multidimensional na infraestrutura social e não podem ser ignorados quando se estudam as especificidades de idosos (Deber, 2014). Além disso, enfatizamos o pensamento de Bakhtin (2012), quando convoca a um compromisso inevitável com o outro, com o ser responsavelmente partícipe que ocupa seu lugar único no mundo, nesse caso, a pessoa idosa.

As políticas públicas brasileiras de atenção às pessoas idosas contemplam essas dimensões, mas observamos um foco maior para as alterações no corpo físico, em detrimento de dimensões de cuidado.

Em seu belo estudo sobre a velhice, Beauvoir (2018) nos convida à reflexão quando afirma que, quando chega esse momento da vida, além das modificações no corpo, que ela denomina *fenômenos biológicos*, é preciso pensar nos fenômenos psicológicos, que, como em todas as situações humanas, são cercados de uma dimensão existencial.

Nessa dimensão, o homem e a mulher, quando idosos, modificam sua relação com o mundo e com sua própria história. Modificam também a forma de vivenciar a relação com o tempo, que pode ser alterada de acordo com o nível de fragilidade do corpo. A autora chama a atenção para a influência social que impõe certos estatutos, quando destina às pessoas idosas um lugar e um papel, levando em conta sua impotência e sua experiência (Beauvoir, 2018).

Assim, Simone de Beauvoir (2018) defende que não é possível analisar todas as dimensões que cercam a velhice de forma isolada, pois cada uma reage sobre a outra e é afetada por todas, no movimento infindo dessa circularidade.

Cabe considerar que as políticas que permeiam a promoção à saúde de idosos devem considerar também as questões de emprego, aposentadoria, modos de viver, relações sociais, solidariedade e cooperação entre as gerações, alocação de recursos públicos e privados, moradia, atenção aos idosos longevos (aqueles com 80 anos ou mais), evolução das normas coletivas e rede de apoio comunitária (Seixas; Caldas, 2020).

1.2 Transição demográfica no Brasil

A transição demográfica é caracterizada por um processo com longa duração que se inter-relaciona com o crescimento das populações, o desenvolvimento social e econômico, o processo de modernização social e o desenvolvimento tecnológico e afeta as taxas de mortalidade e de natalidade, alterando o ritmo de crescimento populacional, o que contribui para a mudança em sua estrutura.

No Brasil, desde a década de 1950 até a de 2020, observamos uma transição demográfica, incialmente pelo aumento da esperança de vida ao nascer, pelo declínio da taxa bruta de mortalidade e da fecundidade total e pela baixa proporção de pessoas idosas. Porém, a partir da década de 1970, também verificamos o começo do envelhecimento populacional, principalmente na década de 1980, quando houve um crescimento no número de pessoas com mais de 60 anos. Esse número vem aumentando sobremaneira até o momento atual, e a estimativa, a longo prazo, é que a população idosa no Brasil esteja acima de 35% (Tavares; Gomes, 2019).

Esse aumento na proporção de pessoas idosas é considerado uma transição demográfica populacional, que se manifesta em uma dinâmica na interação entre as taxas de mortalidade e de natalidade. Essa transição está correlacionada também a uma transição epidemiológica, visto que o perfil das doenças que atingem as populações foi alterado com o passar dos tempos. O fenômeno demográfico do século XXI é, portanto, o envelhecimento populacional (Tavares; Gomes, 2019).

Essa transição ocorreu em consequência do crescimento populacional, do desenvolvimento econômico e do processo de modernização das sociedades, que alteraram não apenas o ritmo do crescimento populacional como também a estrutura populacional (Tavares; Gomes, 2019).

No Quadro 1.1, descrevemos essa transição.

Quadro 1.1 – Modelo da transição demográfica no Brasil

Fase	Descrição
Pré-transição	O perfil etário passou por modificações consideráveis a partir da segunda metade do século XX, principalmente nas décadas de 1950 e 1960. Taxas de natalidade e mortalidade elevadas. Crescimento vegetativo (balanço entre nascimentos e óbitos) da população é baixo. Estrutura etária jovem.
Transição	Redução abrupta nas taxas de mortalidade. Taxas de natalidade se mantêm elevadas. Período de intenso crescimento populacional.
Transição final	Início na década de 1970. Inicia-se a redução dos níveis de natalidade. Persiste a queda dos níveis de mortalidade. Taxas de crescimento populacional reduzem. Inicia-se o processo de envelhecimento populacional. Aumento da população em idade ativa.
Pós-transição	A partir dos anos 2000. Retorno progressivo ao equilíbrio entre as taxas de natalidade e mortalidade, porém em níveis mais baixos que no passado. Estagnação das taxas de crescimento populacional. Redução da população em idade ativa. Envelhecimento significativo da população.

Fonte: Elaborado com base em Tavares; Gomes, 2019.

No ano de 2022, o total de pessoas com 65 anos ou mais, no Brasil, foi estimado em 22.169.101, chegando a representar 10,9% da população geral. Dessa maneira, observamos um aumento de 57,4% quando esse total é comparado ao do ano de 2010, quando correspondia a 14.081.477 de pessoas, representando 7,4% da população (IBGE, 2023).

Além disso, a expectativa de vida aumentou de forma considerável, de 69,8 anos em 2000 para 79,8 atualmente, com projeção para alcançarmos uma expectativa de vida perto de 88,6 anos entre 2095 e 2100. Isto é, há um aumento de cerca de 30 anos em relação à década de 1980 (Tavares; Gomes, 2019).

1.3 Transição epidemiológica no Brasil

Como vimos na seção anterior, a transição demográfica teve grande impacto no perfil populacional do Brasil, acompanhado de uma transição epidemiológica, caracterizada pela redução da incidência de doenças infecciosas e parasitárias, pelo aumento progressivo de doenças crônicas não transmissíveis (DCNTs) e por causas externas, como acidentes e violência.

Dessa forma, a transição epidemiológica foi conceituada como o processo de mudanças ocorridas nos padrões de saúde e de doença da população, que se deveram a transformações de ordem econômica, social e demográfica. Além disso, destacamos, como contribuinte para esse processo, o deslocamento da carga de morbidades e mortalidade de grupos etários mais jovens para grupos etários de pessoas idosas. Vejamos, no Quadro 1.2, algumas fases dessa transição epidemiológica.

Quadro 1.2 – Transição epidemiológica no Brasil

Fase	Descrição
Era da pestilência e da fome	◆ Até o final da Idade Média. ◆ Mortalidade elevada e flutuante. ◆ Predomínio da desnutrição, agravos relacionados à saúde reprodutiva e doenças infecciosas e parasitárias. ◆ Mortalidade atingia principalmente pessoas jovens. ◆ Estimativa de vida: 20 a 40 anos.

(continua)

(Quadro 1.2 – conclusão)

Fase	Descrição
Era do declínio das pandemias	• Da Renascença até a Revolução Industrial. • Redução progressiva das grandes epidemias e pandemias. • Melhoria das condições sociais e de saúde. • Doenças infecciosas e parasitárias figuram ainda entre os principais problemas relacionados à saúde. • Crescimento populacional e urbanização. • Estimativa de vida aumentou cerca de 50 anos.
Era das doenças degenerativas e das doenças provocadas pelo homem	• Desde a Revolução Industrial até o período contemporâneo. • Descoberta de agentes etiológicos, antimicrobianos e vacinas. • Melhora progressiva das condições sociais. • Estabilização da mortalidade em níveis baixos. • Queda relativa dos casos de doenças infecciosas e parasitárias. • DCNTs como principais causas de mortalidade e morbidades. • Efeito da longevidade: estimativa de vida de cerca de 70 anos.

Fonte: Elaborado com base em Tavares; Gomes, 2019, p. 24.

Mesmo com os avanços relacionados à saúde, ainda observamos a permanência de grandes endemias, como é o caso das provocadas pela dengue; coeficientes de mortalidade elevados comparados com os de países desenvolvidos; e variações geográficas que impactam os padrões epidemiológicos, provocando especificidades no território nacional que contemplam padrões de saúde/doença e de acesso à saúde.

Devemos destacar também, como determinantes da transição epidemiológica, o avanço tecnológico na área da saúde, o maior acesso aos serviços de saúde e a melhoria na detecção precoce e no tratamento de doenças. Em contrapartida, há o aumento de DCNTs, como diabetes *mellitus*, doenças cardiovasculares, câncer e doenças respiratórias, em razão da mudança de hábitos alimentares e do perfil de atividade física, do aumento do tabagismo e do sedentarismo, bem como do processo de urbanização, da mudança no estilo de vida, entre outros fatores.

Os cuidados de saúde voltados à população idosa abrangem a necessidade de promoção da saúde e a prevenção de agravos, bem como o acompanhamento na recuperação da saúde e os cuidados paliativos. Devemos pensar também que essas medidas devem vir acompanhadas de melhores condições das cidades e de propostas multidimensionais para o cuidado com a saúde das pessoas idosas, a fim de que possam envelhecer de forma saudável, segura e ativa, pelo maior tempo possível (Rocha; Hey; Holdefer, 2022).

1.4 Bases conceituais e históricas em gerontologia

Com o envelhecimento da população, progressivamente, tornou-se necessário um campo específico de estudos e de ações que considerassem as especificidades desse público. Assim, no século XX, iniciou-se a construção do conhecimento acerca do processo de envelhecimento e sua interface com a saúde.

Em 1930, o biólogo Elie Metchnikoff usou pela primeira vez o termo *gerontologia*, do grego *geron*, que significa "homem velho", e *logo*, "estudo", nomeando o campo de investigação que envolve as pessoas idosas.

Por sua vez, o pesquisador Ignatz Leo Nascher, médico americano, foi quem cunhou o termo *geriatria*, no ano de 1909, para designar a especialidade médica que trata do estudo das doenças ligadas ao envelhecimento.

A Sociedade Brasileira de Geriatria e Gerontologia (SBGG) descreve que a gerontologia é o estudo do envelhecimento, contemplando aspectos biológicos, psicológicos e sociais. Para atuação nessa área, os profissionais têm formação diversificada, podendo ser, inclusive, enfermeiros (SBGG, 2023b). Esses profissionais interagem com profissionais de outras formações, como psicólogos, advogados, historiadores, assistentes sociais, sociólogos e antropólogos.

Já a geriatria é uma especialidade da medicina para atender às pessoas idosas que envolve a promoção da saúde, a prevenção e o tratamento de doenças, a reabilitação funcional e os cuidados paliativos. Os fundamentos que compõem essa especialidade também dialogam com a gerontologia, em uma atuação interdisciplinar. A geriatria abrange desde a promoção do envelhecimento ativo e saudável até o tratamento e a reabilitação da pessoa idosa (Engel, 2023).

No Quadro 1.3, listamos algumas áreas de atuação da gerontologia, conforme descrito pela SBGG (2023b), abrangendo o ensino, a pesquisa, a educação continuada, a promoção da saúde, a reabilitação, o controle e o tratamento de doenças e agravos, a reabilitação, o apoio multidimensional, a manutenção da independência, a organização ambiental, as atividades corporais e comportamentais, a segurança, a antropologia, entre outras.

Quadro 1.3 – Atuação em gerontologia

Prevenção	Estudos e propostas de intervenções que envolvam os desafios mais comuns que enfrentam as pessoas idosas. Busca a orientação para a criação de condições adequadas para o envelhecimento ativo com qualidade.
Ambientação	Pesquisa, orientação e auxílio na implementação de condições ambientais, essenciais para uma vida com qualidade na velhice. Foco nos variados espaços de circulação e de moradia de pessoas idosas.
Reabilitação	Pesquisa, orientação e auxílio na implementação de intervenções em virtude de perdas reversíveis ou não. Orientação para a estruturação de condições individuais e ambientais para uma vida digna.
Cuidados paliativos	Pesquisa, orientação e auxílio na implementação de intervenções em decorrência de doenças progressivas e irreversíveis, abrangendo aspectos físicos, psíquicos, sociais e espirituais, com atenção estendida aos familiares, visando ao maior bem-estar possível e à dignidade do idoso até a sua morte.

Fonte: Elaborado com base em SBGG, 2023b.

Em publicação sobre a história da gerontologia e sua intersecção com a enfermagem, Kletemberg, Padilha e Lenardt (2020) contam que, inicialmente, esse campo de estudos teve um foco maior em questões ligadas ao corpo biológico, aos processos fisiológicos do envelhecimento e às estratégias para prolongamento da vida. Esse pensamento, todavia, evoluiu, abrangendo diversas dimensões humanas, como a social, a espiritual, a física e a econômica.

A especialidade da gerontologia demorou para ser reconhecida, o que se concretizou na metade do século XX, consolidando-se entre 1990 e 2000. A área ganhou relevância internacional e apoio de instituições como a Organização Mundial da Saúde (OMS) e a Organização das Nações Unidas (ONU), que influenciaram a criação das políticas de saúde voltadas a pessoas idosas, considerando-se suas especificidades.

Disso tudo derivaram-se inúmeros serviços especializados no atendimento a esse público, cursos de formação e especialização em gerontologia e a fundação de entidades sociais e civis voltadas aos idosos.

No Brasil, a ciência da gerontologia iniciou-se a partir da década de 1950, no Rio de Janeiro, onde foi criada a Sociedade Brasileira de Geriatria e Gerontologia (SBGG), em 1961. Um importante marco nacional nas políticas de saúde das pessoas idosas foi a criação da Política Nacional do Idoso (PNI), por meio da Lei n. 8.842, de 4 de janeiro de 1994, cujo objetivo foi assegurar os direitos sociais dessas pessoas, criando condições para a promoção da autonomia, da integração e da participação social efetiva de idosos na sociedade (Brasil, 1994).

Com a publicação dessa política, criaram-se centros de referência nas universidades, integrados aos sistemas de saúde, desenvolveram-se programas educativos voltados aos profissionais de diversas áreas, inclusive na modalidade a distância, e instituíram-se cursos de cuidadores de idosos. Outra conquista que merece destaque foi a criação das universidades da terceira idade (Unatis).

Após a II Assembleia Mundial do Envelhecimento, realizada em 2002 pela ONU, foi elaborado o Plano Internacional de Ação para o Envelhecimento, fundamentado em três princípios:

1. a ativa participação das pessoas idosas na sociedade;
2. a promoção da saúde e do bem-estar na velhice;
3. a criação de um ambiente favorável e propício ao envelhecer (ONU, 2003).

Após esse período, por meio da Lei n. 10.741/2003, foi criado o Estatuto da Pessoa Idosa, que evidencia um amplo conjunto de direitos que permeiam a vida, a liberdade, a moradia, a alimentação e a saúde (Brasil, 2003). O Estatuto da Pessoa Idosa deve ser amplamente comentado, debatido e divulgado, especialmente para que tenha alcance entre todas as pessoas idosas, incluindo os sujeitos com condições sociais e econômicas restritas e de maior vulnerabilidade.

As ações propostas nesse documento envolvem o Estado, as famílias, a própria pessoa idosa e a sociedade civil, representando a garantia de direitos dessa população (Bomfim; Silva; Camargos, 2022).

Outro ponto de destaque foi a evolução das instituições de longa permanência para idosos (ILPIs), que têm amparo legal e determinações para seu funcionamento, de forma a caracterizar um local organizado e estruturado para o atendimento de pessoas idosas, contando com profissionais capacitados para esse fim, conforme a Resolução de Diretoria Colegiada (RDC) n. 502, de 27 de maio de 2021, da Agência Nacional de Vigilância Sanitária (Anvisa, 2021).

As ILPIs, das quais trataremos na Seção 4.5.1, são conceituadas como "instituições governamentais ou não governamentais, de caráter residencial, destinada a domicílio coletivo de pessoas com idade igual ou superior a 60 (sessenta) anos, com ou sem suporte familiar, em condição de liberdade e dignidade e cidadania" (Anvisa, 2021).

1.5 Envelhecimento ativo

Em 2020, a Assembleia Geral das Nações Unidas declarou que a década entre os anos de 2021 e 2030 representaria a década do envelhecimento ativo. Essa iniciativa, em nível mundial, pretende estruturar esforços da sociedade, dos governantes, dos profissionais de todas as áreas, principalmente da área da educação e dos meios de comunicação e de mídia, tanto do setor público quanto do privado, com o intuito de contribuir para a melhoria da qualidade de vida das pessoas idosas, de seus familiares e, por extensão, de suas comunidade (Opas, 2023b).

O envelhecimento ativo é um processo que visa otimizar as oportunidades de saúde, de participação e de segurança para a pessoa idosa e sua coletividade, com vistas à melhoria da qualidade de vida à medida que as pessoas se tornam mais velhas.

De forma a contribuir para que o envelhecimento seja vivenciado como uma experiência positiva, uma vida mais longeva deve estar cercada de oportunidades contínuas para a manutenção, a restauração e o controle da saúde, incluindo ainda a participação social do sujeito e sua segurança. Esse conceito, portanto, não contempla apenas questões relacionadas à saúde e à doença (Opas, 2023b).

Nesse contexto, estar ativo pode representar a participação permanente em temas sociais, econômicos, espirituais, culturais e civis, e não apenas estar ativo no que se refere à atividade física e à força de trabalho, o que contribui sobremaneira para a melhoria da autonomia e da independência (Opas, 2023b).

Assim, as ações propostas para promover o envelhecimento ativo estão descritas em quatro áreas, listadas no Quadro 1.4.

Quadro 1.4 – Quatro áreas de atenção da Década do Envelhecimento Saudável nas Américas (2021-2030)

Área de atenção	Representação da área	Proposta de ações estratégicas
Área de ação I	Mudar a forma como pensamos, sentimos e agimos com relação à idade e ao envelhecimento.	Refletir acerca de estereótipos (a maneira como pensamos), de preconceitos (a maneira como nos sentimos) e da discriminação (a maneira como agimos) em relação às pessoas com base em sua idade. Garantir a independência e a autonomia das pessoas idosas e o consentimento informado em relação à saúde. Garantir o reconhecimento igualitário da lei, da seguridade social, da acessibilidade e da mobilidade pessoal. Garantir o cumprimento dos direitos humanos fundamentais.
Área de ação II	Garantir que as comunidades promovam as capacidades das pessoas idosas.	Criação de ambientes amigáveis às pessoas idosas, garantindo a inclusão dos mais vulneráveis; oportunidades para conectar cidades e comunidades, trocar informações e experiências e facilitar o aprendizado por meio de lideranças em países, cidades e comunidades sobre o que funciona para promover o envelhecimento saudável em diferentes contextos; ferramentas e apoio a países, cidades e comunidades para monitorar e avaliar o progresso na criação de ambientes amigáveis à pessoa idosa e identificar prioridades e oportunidades de ação colaborativa e intercâmbio entre redes e outras partes interessadas.

(continua)

(Quadro 1.4 – conclusão)

Área de atenção	Representação da área	Proposta de ações estratégicas
Área de ação III	Entregar serviços de cuidados integrados e de atenção primária à saúde centrados na pessoa e adequados à pessoa idosa.	Mudar os cuidados das pessoas idosas, com a implantação de serviços orientados à manutenção e melhoria da capacidade funcional, é essencial para alcançar o envelhecimento saudável. Avaliação Geriátrica Ampla na Atenção à Saúde da Pessoa Idosa. Critérios para Intervenção em Saúde nas Pessoas Idosas. Otimizar a atenção em saúde nos pacientes idosos.
Área de ação IV	Propiciar o acesso a cuidados de longo prazo às pessoas idosas que necessitem.	Implementar o acesso a um atendimento de longo prazo de boa qualidade de forma a contribuir para a manutenção da capacidade funcional. Desfrutar dos direitos humanos básicos e viver com dignidade. Apoiar os cuidadores, para que eles possam prestar cuidados adequados e também cuidar de sua própria saúde.

Fonte: Elaborado com base em Opas, 2023a.

Assim, as linhas de atenção descritas pela Organização Pan-Americana da Saúde (Opas) para o envelhecimento ativo são: promover políticas públicas e alianças para o envelhecimento saudável na região das Américas; apoiar o desenvolvimento de ambientes amigáveis, adaptados a todas as pessoas idosas; alinhar os sistemas de saúde para que atendam às necessidades específicas desse público; desenvolver sistemas sustentáveis e equitativos de prestação de cuidados de longo prazo; e melhorar a mensuração, o monitoramento e a pesquisa sobre envelhecimento (Opas, 2023a).

Entre os princípios que norteiam o envelhecimento ativo, podemos enunciar seu aspecto integrado, já que todos os setores da sociedade devem participar, pois representam partes interessadas no tema. Além disso, deve ser uma prática inclusiva, reconhecendo a diversidade de gênero, idade, etnia, localização, capacidades e categorias sociais, de modo a envolver parcerias diversas para a troca de conhecimento, tecnologias, experiências e recursos.

Ressaltamos também os seguintes princípios norteadores do programa: a universalidade, aplicável a todas as pessoas, independentemente de onde vivam e de quem sejam e onde estejam, considerando suas vulnerabilidades e necessidades; a equidade, defendendo oportunidades igualitárias e justas, de forma que se considerem os determinantes e os facilitadores no processo que contribui para o envelhecimento saudável e ativo e que, porventura, considera a distribuição de mais recursos a populações com mais vulnerabilidade.

Para integrar esses princípios, destacamos a necessidade da interação e da solidariedade intergeracional, ou seja, é essencial que pessoas de todas as faixas etárias convivam e se interessem pelo bem-estar e pela saúde umas das outras.

Esses objetivos e princípios para a implementação de medidas e estratégias que visem à colaboração para o envelhecimento ativo devem estar integrados com medidas que estimulem, ainda, o desenvolvimento sustentável, pois todos esses aspectos se inter-relacionam e contribuem para o bem-estar de todas as populações. Entre as estratégias para o desenvolvimento sustentável, destacamos a erradicação da pobreza e da fome, a melhoria da saúde e do bem-estar, a educação de qualidade, a igualdade de gênero, a infraestrutura mais adequada na indústria e na inovação, a redução das desigualdades em todos os níveis, o desenvolvimento de cidades e comunidades sustentáveis, o desenvolvimento da cultura da paz e da justiça, com o fortalecimento das instituições e o estabelecimento de diversas parcerias que possam auxiliar no cumprimento dessas metas.

1.6 A enfermagem em gerontologia

A enfermagem em gerontologia foi reconhecida em 1966, nos Estados Unidos, com o desenvolvimento, em 1960, dos padrões da prática de enfermagem geriátrica. No Brasil, essa especialidade foi reconhecida no ano de 2001 pelo Conselho Federal de Enfermagem (Cofen), por meio da Resolução n. 260, de 12 de julho de 2001, revogada pela Resolução n. 290, de 24 de março de 2004 (Cofen, 2001, 2004). O Cofen também editou a Resolução n. 620, de 4 novembro de 2019, que normatiza as atribuições dos profissionais de enfermagem nas ILPIs (Cofen, 2019).

A enfermagem em gerontologia está inserida na formulação de políticas públicas direcionadas às pessoas idosas, na transformação do modelo técnico e assistencial de cuidado, na reorganização dos serviços de saúde e na adequação dos profissionais e ambientes que compõem a rede de atenção à saúde (Seixas; Caldas, 2020). Assim, um dos objetivos dos cuidados de enfermagem direcionados a essas pessoas seria a contribuição para que elas possam melhorar o grau de saúde, de bem-estar e de qualidade de vida, estando alinhadas ao conceito de envelhecimento ativo, desde que este, por sua vez, esteja alinhado aos seus valores e desejos.

Mesmo diante de inúmeras possibilidades e potencialidades do trabalho da enfermagem em gerontologia, além do aumento da demanda dessa profissão, por vezes não é tão clara a compreensão da necessidade de cuidado especializado aos idosos, o que faz com que eles possam não ser atendidos de forma sistematizada.

Em estudo sobre a enfermagem gerontológica e o mercado de trabalho, Kletemberg et al. (2019) apontam que a enfermagem venceu muitas barreiras na transformação das práticas do cuidado, como a escassez de bibliografia especializada, condição que levou ao autodidatismo; o convencimento da necessidade de especialização na área, em virtude das diferenças no cuidado ao adulto e ao idoso; o processo de aprendizagem e a construção do trabalho multiprofissional; e a contribuição na transformação das ILPIs, de "depósitos de velhos" em espaços de promoção da saúde.

Esses acontecimentos ocorreram em razão de vários constituintes: a crescente produção do conhecimento sobre o processo de envelhecimento; a transição demográfica que determinou o aumento na demanda de idosos nos serviços de saúde; e a promulgação de leis específicas de proteção aos idosos.

É preciso também ressaltar as lacunas nesse mercado de trabalho, em que, apesar das lutas coletivas, das políticas de saúde e dos movimentos sociais ao longo do tempo, ainda percebemos a racionalidade da cura, fortemente arraigada na categoria da enfermagem, bem como o estereótipo negativo da velhice.

A seguir, listamos alguns dos desafios para a enfermagem gerontológica.

Desafios da enfermagem em gerontologia

1. Necessidade de estruturação e implantação de serviços qualificados para a atenção a pessoas idosas.
2. Reflexões e avanço nas concepções sociais acerca da velhice e do envelhecimento.

3. Oferta de serviços de saúde, considerando-se cobertura e acesso.
4. Insuficiência de recursos sociais para a provisão e atenção às múltiplas necessidades desse público.
5. Necessidade de superação do modelo de atenção à saúde hegemônico.
6. Redefinição de papéis e ações nos serviços de saúde, priorizando-se o público idoso.
7. Atenção à família, unidade de cuidado imprescindível na gerontologia.
8. Fortalecimento da atenção básica no cuidado aos idosos e idosas.
9. Estruturação de políticas e serviços que contemplem a atenção domiciliar e os cuidados paliativos.

Fonte: Elaborado com base em Seixas; Caldas, 2020, p. 9-41.

A OMS (citada por Seixas; Caldas, 2020) chama a atenção para a importância do sistema de saúde ao longo da vida, principalmente em seu primeiro ponto de contato – a rede básica da atenção à saúde – na prestação de cuidados integrados, acessíveis e baseados na comunidade.

Acreditamos que dialogar *com* idosos e idosas é fundamental, em vez de optar pelo diálogo *sobre* os sujeitos envolvidos, o que certamente contempla a avaliação gerontológica. Essa postura contribui para que eles tenham mais confiança em si mesmos, sintam maior liberdade para falar, busquem o fortalecimento das próprias vontades, além de proporcionar maior participação social e segurança nas tomadas de decisões (Massi et al., 2019).

Nesse contexto, torna-se vital que a enfermagem trabalhe as peculiaridades do processo do envelhecimento humano, envolvendo a promoção à saúde, a prevenção de agravos e sua recuperação.

Nessa perspectiva, algumas atribuições do enfermeiro ocorrem de forma privativa e outras se concretizam em parceria com a equipe de enfermagem e multiprofissional. Essa prática deve propiciar a interação da pessoa idosa com o enfermeiro e com a equipe de enfermagem; permitir a coleta de dados relativos ao processo saúde-doença correlacionados ao envelhecimento; e ser base para a realização do plano de cuidados pautado em conhecimentos específicos sobre essa população.

Destacamos, a seguir, algumas das importantes intervenções de enfermagem no contexto da gerontologia:

- consulta de enfermagem a pessoas idosas;
- planejamento e gerenciamento do cuidado a esse público, considerando-se a multidimensionalidade do ser;
- pesquisa na enfermagem em gerontologia;
- atuação política nas questões referentes a essas temáticas;
- educação em saúde;
- educação em serviço na área da gerontologia;
- formação de grupos reflexivos e motivadores;
- organização e implementação de espaços de convivência intergeracionais e específicos para idosos;
- monitoramento da rede de apoio a pessoas idosas;
- organização dos serviços de saúde e das redes de atenção à saúde para as pessoas idosas;
- acompanhamento da pessoa idosa em seu domicílio;
- participação em questões que envolvam ILPIs e centros de cuidados diários;

- formação de profissionais envolvidos com o cuidado a pessoas idosas;
- participação social em temas relevantes para a gerontologia;
- prevenção de agravos e doenças.

Conforme Kletemberg, Padilha e Lenardt (2020, p. 28),

> Cabe ressaltar a importância da formação e da educação permanente de toda a equipe de enfermagem na área da gerontologia e da busca da especialização para o enfermeiro na referida área. Sendo assim, o enfermeiro especialista em gerontologia tem a capacidade para ser protagonista desse processo, por compreender o curso da senescência e da senilidade em sua amplitude, e a enfermagem gerontológica, por sua vez, pode e deve atuar como potencializadora desse processo de construção e emancipação social.

Distante de esgotar o diálogo acerca do papel da enfermagem gerontológica, este capítulo propôs a reflexão inicial sobre a importância singular da enfermagem no contexto do envelhecimento populacional.

Para saber mais

Para complementar os estudos deste capítulo, recomendamos o vídeo a seguir sobre o trabalho do enfermeiro na área da gerontologia.

CALEFI, S. O enfermeiro gerontólogo na gestão do cuidado do idoso. **EnvelheciTUDE**, 10 fev. 2019. Disponível em: <https://www.youtube.com/watch?v=POEXI4R41zk>. Acesso em: 17 nov. 2023.

1.7 Educação em saúde em gerontologia

Ao pensarmos em educação em saúde e gerontologia, diversos temas podem vir à mente, como os desafios que permeiam a interdisciplinaridade nessa área, as possibilidades de interação de pessoas idosas com a educação formal e informal, o protagonismo da pessoa idosa nas ações educacionais e, ainda, a educação formal em gerontologia.

Manso e Veras (2017), no artigo "Educação em gerontologia: a interdisciplinaridade na teoria; mas, e na prática?", discutem se a interdisciplinaridade está sendo desenvolvida na formação profissional da área, contemplando diversas profissões em razão do caráter interdisciplinar da gerontologia.

A gerontologia reflete a união e intersecção de diversas disciplinas que contribuem para o estudo do envelhecimento, que não pode ser compreendido, pensado ou estudado de forma isolada, sob pena de não abranger sua totalidade.

Exatamente nesse aspecto surge um dos grandes desafios na educação em gerontologia, em virtude de algumas características da atualidade, que podem dificultar um olhar mais amplo sobre as questões que permeiam a educação e o envelhecimento, como a supervalorização das disciplinas e das especialidades de forma isolada, a falta de diálogo interdisciplinar, a predominância do modelo biomédico na assistência à saúde, a supervalorização da doença em detrimento do sujeito, a supervalorização de técnicas e procedimentos em detrimento da autonomia do sujeito e a medicalização da vida.

Manso e Veras (2017), analisando as matrizes curriculares de cursos de pós-graduação em Gerontologia, demonstraram que a interdisciplinaridade no campo da gerontologia ainda não é efetiva ou, pelo menos, não é demonstrada nesses documentos que deveriam refletir esses ideais.

Outro ponto a ser destacado é a necessidade de melhoria na informação e na capacitação de profissionais de saúde e de outras áreas com relação às demandas das pessoas idosas, por meio, por exemplo, de programas de educação e de formação profissional e não profissional, da ampliação da educação profissional em geriatria e gerontologia, convergindo esforços para ampliar a formação de estudantes nessas áreas (Brasil, 2005), bem como da ampliação do debate social sobre as questões relacionadas ao envelhecimento.

Além disso, consideramos que a educação em gerontologia não pode consolidar-se sem as vozes das pessoas idosas; portanto, ações que exaltem a voz desses sujeitos nos processos educativos são bem-vindas e necessárias.

Um exemplo de participação de idosos na educação, que permeia também a gerontologia, é a implantação das universidades abertas à terceira idade, projetos que contemplem a educação financeira, a educação para a aposentadoria, a educação a distância para pessoas idosas, as propostas educacionais que abordem as interações intergeracionais e interdisciplinares (Doll; Ramos; Buaes, 2015) e, ainda, a educação para a morte, o fim da vida e o luto.

Finalizando esta reflexão, destacamos a importância do comprometimento individual, que, a longo prazo, impacta o campo social e o estudo de temas que envolvem a gerontologia, fomentando o debate desses assuntos em diversos meios sociais.

Para saber mais

De forma a complementar os estudos, recomendamos a leitura do conteúdo disponibilizado pelo Departamento Científico de Enfermagem Gerontológica da Associação Brasileira de Enfermagem (ABEn), que traz, entre outras informações importantes, manuais e *e-books* acerca do atendimento de pessoas idosas, inclusive durante a pandemia de covid-19.

ABEN – Associação Brasileira de Enfermagem. Departamento Científico de Enfermagem Gerontológica. Disponível em: <www.abennacional.org.br/site/enfermagem-gerontologica/>. Acesso em: 20 nov. 2023.

Recomendamos também a leitura do livro de Simone de Beauvoir intitulado *A velhice*, no qual a autora apresenta importantes reflexões que se inter-relacionam com os conteúdos deste capítulo.

BEAUVOIR, S. de. **A velhice**. 2. ed. Tradução de Maria Helena Franco Martins. Rio de Janeiro: Nova Fronteira, 2018.

Síntese

Neste capítulo, discorremos sobre conteúdos relacionados com o envelhecimento populacional no Brasil, os conceitos de geriatria, gerontologia e envelhecimento ativo, bem como sua interface com a enfermagem em gerontologia. Explicamos também como se deram as transições epidemiológica e demográfica no Brasil e seu impacto no atendimento à saúde e em outras áreas.

A reflexão e o conhecimento sobre esses temas são essenciais para a contribuição da enfermagem no cuidado às pessoas idosas, a seu familiares e às comunidades, impactando sobremaneira a qualidade de vida dos grupos populacionais como um todo, já que todos estão conectados em suas relações diárias.

Questões para revisão

1. A transição demográfica é um processo de longa duração e tem grande importância na compreensão do envelhecimento populacional no Brasil. Descreva quais fatores se inter-relacionaram e contribuíram para sua ocorrência.

2. Descreva a diferença entre os conceitos de geriatria e gerontologia.

3. Existem diversas estratégias que podem contribuir para o envelhecimento ativo. Assinale a alternativa que **não** representa uma estratégia para a implementação do envelhecimento ativo:
   a) Favorecer a interação intergeracional.
   b) Favorecer o isolamento social da pessoa idosa.
   c) Garantir a independência e a autonomia das pessoas.
   d) Garantir o reconhecimento igualitário da lei, da seguridade social.
   e) Garantir a acessibilidade e a mobilidade pessoal.

4. A transição epidemiológica foi conceituada como o processo de mudanças ocorridas nos padrões de saúde e de doença da população, que se deveram a transformações de ordem econômica, social e demográfica. Como contribuinte para esse processo, houve o deslocamento da carga de morbidades e mortalidade de grupos etários mais jovens para grupos

etários de pessoas idosas. Sobre o tema, assinale a alternativa que **não** representa fatos que contribuíram para a transição epidemiológica:

a) Descoberta de agentes etiológicos de diversas doenças.
b) Melhora progressiva das condições sociais.
c) Descoberta dos agentes antimicrobianos.
d) Descoberta das vacinas.
e) Redução das taxas de natalidade.

5. Sobre a atuação da enfermagem em gerontologia, assinale a alternativa que **não** representa as intervenções para essa área de atuação:

a) Contribuição para a construção de políticas públicas voltadas às pessoas idosas.
b) Consulta de enfermagem às pessoas idosas.
c) Contribuição para a melhoria dos indicadores de saúde de crianças e adolescentes.
d) Prevenção e detecção precoce de doenças e agravos em pessoas idosas.
e) Contribuição para a melhoria da qualidade de vida das pessoas idosas.

Questões para reflexão

1. Diante do exposto no Quadro 1.2 e correlacionando-se essas ideias com a pandemia de covid-19, cabe ressaltar que podemos estar vivendo uma nova transição epidemiológica. Reflita sobre essa afirmação e registre suas considerações em um texto escrito. Compartilhe suas conclusões com seu grupo de estudo.

2. De forma a ampliar a atenção acerca da importância da enfermagem no cuidado oferecido a pessoas idosas, devemos considerar os desafios presentes nesse cenário, as questões que permeiam a transição epidemiológica, as concepções sociais da velhice e os diversos desafios do mundo contemporâneo. Com base nos estudos deste capítulo, reflita: Quais são os desafios para a enfermagem em gerontologia na atualidade? Registre suas considerações em um texto escrito. Compartilhe suas conclusões com seu grupo de estudo.

Capítulo 2
Bases para avaliação da pessoa idosa

Envelhecer não é um destino cego. Podemos escolher como envelhecemos. Temos muito que aprender a partir das luzes do entardecer da vida, na sabedoria que brota da experiência que entende a vida não como um problema a ser resolvido pelo computador, mas como um mistério a ser descoberto e partilhado na gratuidade do amor a cada dia! Esse é o segredo do envelhecer de uma forma graciosa, elegante e digna, acrescentando mais qualidade e vida aos anos.

(Pessini; Bertachini, 2009, p. 75)

Conteúdos do capítulo:

- Avaliação da pessoa idosa.
- Síndrome da pessoa idosa frágil e avaliação da fragilidade.
- Avaliação multidimensional da pessoa idosa e avaliação funcional breve.
- Instrumentos para avaliação da pessoa idosa.

Após o estudo deste capítulo, você será capaz de:

1. compreender aspectos conceituais e práticos da avaliação da pessoa idosa;
2. recorrer aos instrumentos adequados para avaliação da pessoa idosa;
3. reconhecer diagnósticos de enfermagem pertinentes à população idosa.

2.1 O enfermeiro e a avaliação da pessoa idosa

No estudo da atuação da enfermagem no cuidado prestado às pessoas idosas, é fundamental reconhecer a importância da avaliação desse sujeito em seus aspectos multidimensionais (Siqueira et al., 2023).

Entendemos a avaliação aqui como parte integrante do processo de enfermagem, devendo ser feita de modo deliberado e sistemático em todos os ambientes onde for efetuado o cuidado às pessoas idosas, conforme prevê a Resolução n. 358, de 15 de outubro de 2009, do Conselho Federal de Enfermagem (Cofen), que dispõe sobre o histórico de enfermagem, os diagnósticos de enfermagem, o planejamento de enfermagem, as intervenções de enfermagem e a avaliação de enfermagem (Cofen, 2009).

Além disso, a avaliação de enfermagem da pessoa idosa implica um processo contínuo de verificação de mudanças nas respostas da pessoa, de sua família ou da coletividade humana, em um dado momento do processo saúde-doença, de forma a determinar se as ações ou intervenções de enfermagem alcançaram o resultado esperado. Contempla, ainda, a verificação da necessidade de mudanças ou adaptações nas etapas do processo de enfermagem (Cofen, 2009), que, no caso da pessoa idosa, abrange diversas dimensões, como a física, a funcional, a psicoafetiva, a social, a familiar e a espiritual.

A concepção de ser humano que embasa este livro parte do princípio de que ele é um sujeito social, que se constitui nas relações com as pessoas por meio da linguagem, nas relações dialógicas. Portanto, além de indivíduos biológicos, os humanos são seres históricos e sociais. Assim, optamos por utilizar o substantivo *sujeito* em contraposição a *indivíduo* (Bakhtin, 2017; Lima, 2018).

E o que isso representa para a avaliação de enfermagem da pessoa idosa?

De forma geral, precisamos compreender que, na avaliação de enfermagem, devem ser contemplados não apenas aspectos físicos, fisiológicos e patológicos que, eventualmente, possam estar relacionados com o processo do envelhecimento, mas também aspectos sociais, espirituais, psicoafetivos e familiares (Siqueira et al., 2023).

Alguns conceitos são importantes para a compreensão da avaliação da pessoa idosa, como a independência, a autonomia, a capacidade funcional e o declínio funcional. No Quadro 2.1, apresentamos algumas características relacionadas à funcionalidade da pessoa idosa que podem auxiliar no entendimento desse contexto.

Quadro 2.1 – Classificação das pessoas idosas conforme sua funcionalidade

Idoso e idosa robustos	Capaz de gerenciar sua vida de forma independente e autônoma. Não implica a ausência de doenças, porém não apresenta condição crônica de saúde associada a um estado de maior vulnerabilidade.
Idoso e idosa em risco de fragilização	Capaz de gerenciar sua vida de forma independente e autônoma. Encontra-se entre um estado dinâmico de senescência e senilidade, com algumas limitações funcionais, porém sem dependência funcional. Apresenta uma ou mais condições crônicas de saúde preditoras de eventos adversos, como: evidências de sarcopenia, como alterações na força e desempenho muscular e/ou presença de comorbidades múltiplas (cinco ou mais) acometendo sistemas fisiológicos diferentes, polifarmácia (cinco ou mais medicamentos) ou histórico de internações recentes (seis meses) ou após alta hospitalar.
Idoso e idosa frágeis	Declínio funcional estabelecido. Incapaz de gerenciar sua vida em razão de incapacidades únicas ou múltiplas.

Fonte: Elaborado com base em Caldas; Cavaletti, 2019, p. 21.

A avaliação da pessoa idosa pode ter diversos objetivos. Segundo Caldas e Cavaletti (2019), destacam-se:

- identificar idosos em risco;
- identificar problemas de saúde de competência da enfermagem, considerando a abordagem multidisciplinar;
- orientar a pessoa idosa, seu cuidador (sua cuidadora) e seus familiares por meio de processos educativos;
- incentivar o papel da pessoa idosa e de seus familiares com relação ao cuidado, ao bem-estar e à qualidade de vida desses sujeitos;
- identificar sentimentos e necessidades desses sujeitos, para elaborar um plano de cuidados e de gerenciamento de cuidados.

Nesse sentido, Caldas e Cavaletti (2019) apontam que os profissionais que atuam na atenção básica ou na saúde suplementar com grande número de pessoas idosas sob sua responsabilidade podem utilizar o modelo da pirâmide de risco como base para a organização da atenção à saúde da pessoa idosa, racionalizando os recursos disponíveis e as ações a serem executadas.

O modelo da pirâmide de risco tem três níveis para a organização do funcionamento das redes de atenção à saúde, articulando as relações entre o que compõe a rede e as intervenções necessárias. Assim, pode ser aplicado na identificação de pessoas idosas com diferentes riscos na comunidade, contribuindo para a gestão em saúde. A Figura 2.1 ilustra o modelo da pirâmide de risco.

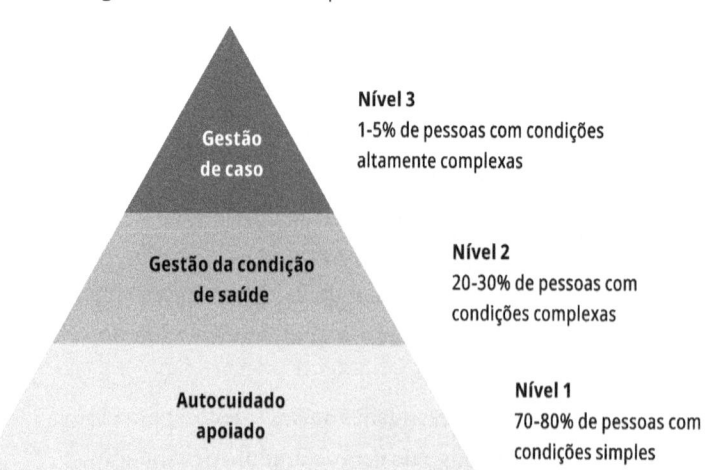

Figura 2.1 – Modelo da pirâmide de risco

Nível 3
Gestão de caso
1-5% de pessoas com condições altamente complexas

Nível 2
Gestão da condição de saúde
20-30% de pessoas com condições complexas

Nível 1
Autocuidado apoiado
70-80% de pessoas com condições simples

Fonte: Sociedade Beneficente Israelita Brasileira Albert Einstein, 2019, p. 24.

Na base da pirâmide estão as pessoas idosas que necessitam de **autocuidado apoiado**, representando cerca de 70% a 80% dessa população. O autocuidado apoiado refere-se a pessoas com condições simples relacionadas ao processo saúde-doença, independentes e autônomas, que não necessitam de auxílio para as atividades de vida diária (AVDs), classificando-se como nível 1 na pirâmide (Caldas; Cavaletti, 2019).

O nível 2 da pirâmide, que representa cerca de 20% a 30% das pessoas idosas, diz respeito àquelas que necessitam de **gestão de sua condição de saúde**, manifestando situações mais complexas, como no caso das pessoas com algum tipo de dependência ou daquelas que precisam de ajuda e supervisão (Caldas; Cavaletti, 2019).

Já o nível 3, o topo da pirâmide, representa de 1% a 5% das pessoas idosas e inclui aquelas que necessitam de **gestão específica do caso**, em virtude de situações altamente complexas, como é o caso das pessoas com alta dependência e que requerem cuidados complexos (Caldas; Cavaletti, 2019).

Assim, os sujeitos que, após avaliação, estiverem no nível 3 são aqueles mais suscetíveis às síndromes geriátricas, quadros multidimensionais que incluem não apenas doenças, mas também necessidades familiares, psíquicas, sociais, ambientes e espirituais, que são altamente prevalentes nessa população. Normalmente, as pessoas idosas apresentam causas múltiplas, com curso crônico, afetando sobremaneira a qualidade de vida de todos os envolvidos (Caldas; Cavaletti, 2019).

Ressaltamos que algumas condições são fatores de risco para a redução da funcionalidade das pessoas, como as quedas, a imobilidade, a incontinência esfincteriana, a depressão, os déficits cognitivos e as iatrogenias, como é o caso das oriundas de uso incorreto de medicamentos.

Os enfermeiros devem estar preparados para fazer essa avaliação e gerenciar o cuidado de forma mais adequada, seja no autocuidado apoiado, seja na gestão da condição de saúde, seja na gestão de caso.

Diversos documentos do Ministério da Saúde podem ser consultados quando pensamos na avaliação das pessoas idosas, entre os quais destacamos os *Cadernos de Atenção Básica* sobre o envelhecimento e a saúde da pessoa idosa (Brasil, 2007).

2.2 Avaliação da fragilidade

A fragilidade em pessoas idosas pode ser considerada com base em dois pontos principais: o primeiro se refere às condições crônicas de saúde que podem ser preditoras de declínio na funcionalidade, necessidade de institucionalização e até mesmo morte; o segundo diz respeito ao estabelecimento da dependência funcional (Moraes et al., 2016; Caldas; Cavaletti, 2019).

Existem muitos conceitos sobre a fragilidade, em virtude da complexidade das dimensões envolvidas no decorrer da vida, como a biológica, a psicológica e a social, que podem contribuir para um estado de maior vulnerabilidade, associando-se a eventos adversos, como quedas, hospitalização e morte. No entanto, destacamos que se tornar frágil pode estar presente na biografia de uma pessoa idosa ou não, porque nem todas as pessoas com declínio funcional são frágeis e nem todas as pessoas frágeis apresentam declínio funcional (Brasil, 2007; Siqueira et al., 2023).

Fabrício-Wehbe et al. (2009) relatam que, no Brasil, após a conclusão do processo de adaptação cultural, foi validada a Edmonton Frail Scale (EFS), que avalia nove domínios, a saber: estado geral de saúde, cognição, suporte social, uso de medicamentos, independência funcional, nutrição, continência, humor e desempenho funcional, investigados por 11 itens. A pontuação máxima é 17, representando o nível mais elevado de fragilidade, sendo que os escores para análise da fragilidade são: 0-4, sem fragilidade; 5-6, aparentemente vulnerável; 7-8, fragilidade leve; 9-10, fragilidade moderada; 11 ou mais, fragilidade severa.

No manual *Avaliação multidimensional do idoso,* da Secretaria de Saúde do Paraná, os autores esclarecem que Linda Fried e Kenneth Rockwood destacaram-se no estudo do tema da fragilidade em pessoas idosas. Segundo esse manual, Fried, em 2001, propôs o uso da palavra *frailty,* em inglês, para caracterizar a síndrome geriátrica, que tem caráter multifatorial, com a diminuição do equilíbrio de energia e a redução da resistência aos diversos estressores, que podem contribuir para um declínio cumulativo dos sistemas biológicos. Assim, foi criado um instrumento chamado de *fenótipo da fragilidade,* que se baseia em três ou mais critérios, quais sejam: a redução involuntária de peso (5 kg no último ano); exaustão autorreferida; fraqueza; redução do nível de atividade física; e lentidão da marcha (Paraná, 2018a).

Existem outros modelos para avaliação da fragilidade, porém todos apresentam limitações, já que não abrangem todas as condições de saúde associadas ao risco elevado de óbito, de internações e do declínio da funcionalidade. Dessa forma, podemos utilizar o termo *fragilidade multidimensional,* que se refere à diminuição da reserva homeostática e/ou da capacidade de adaptar-se a agressões biológicas, psicoafetivas e sociais, com consequente aumento da vulnerabilidade ao declínio funcional (Paraná, 2018a).

A Figura 2.2 reproduz esse modelo.

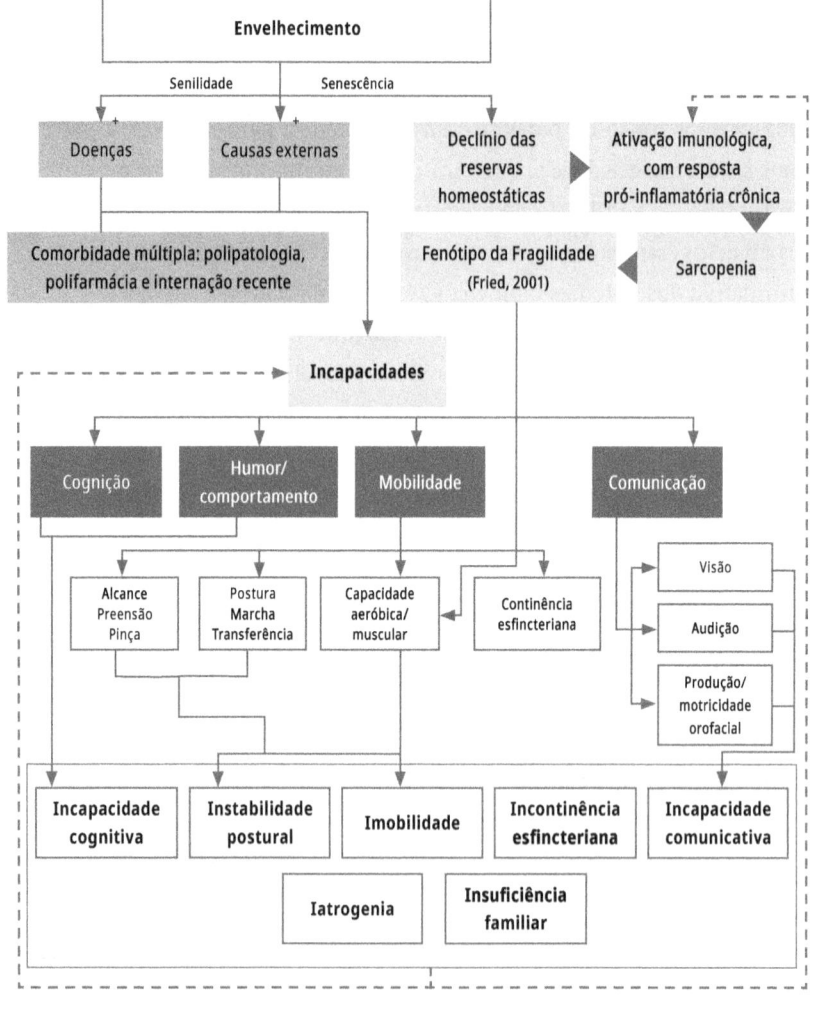

Figura 2.2 – Envelhecimento e fragilidade

```
                        Envelhecimento
                    ┌──────────────────┐
                    └──────────────────┘
                   Senilidade    Senescência
         ┌─────────────┬──────────────┐         ┌──────────────────┐
         ▼             ▼              ▼         ▼                  ▼
      Doenças    Causas externas   Declínio das      Ativação imunológica,
                                    reservas          com resposta
                                    homeostáticas    pró-inflamatória crônica

   Comorbidade múltipla: polipatologia,   Fenótipo da Fragilidade ◄── Sarcopenia
   polifarmácia e internação recente        (Fried, 2001)

                                    Incapacidades
         ┌────────────┬──────────────┬────────────────┐
         ▼            ▼              ▼                ▼
      Cognição      Humor/        Mobilidade      Comunicação
                  comportamento
                                                      ──► Visão
      Alcance    Postura      Capacidade    Continência
      Preensão   Marcha       aeróbica/     esfincteriana   ──► Audição
      Pinça      Transferência muscular
                                                       ──► Produção/
                                                           motricidade
                                                           orofacial

   Incapacidade  Instabilidade   Imobilidade   Incontinência   Incapacidade
   cognitiva     postural                      esfincteriana   comunicativa

                        Iatrogenia    Insuficiência
                                      familiar
```

Fonte: Paraná, 2018a, p. 17.

O Consenso Brasileiro de Fragilidade em Idosos (Lourenço et al., 2018, p. 125) conceitua *fragilidade* como "um estado de vulnerabilidade fisiológica relacionada à idade, produzida pela reserva homeostática diminuída e pela capacidade reduzida do organismo de enfrentar um número variado desfechos negativos de saúde, como internações hospitalares, quedas e perda funcional [...]".

A fragilidade representa, portanto, um estado inespecífico que aumenta o risco de eventos adversos em saúde e também a mortalidade. Nesse sentido, enfatizamos que, nessa população, os indivíduos frágeis são aqueles que mais precisam de cuidados e gerenciamento da saúde (Lourenço et al., 2018).

Embora algumas pessoas entendam esse processo como parte natural do envelhecimento, sua identificação precoce pode contribuir para o planejamento de cuidados que aumentem a expectativa de vida, a independência e a autonomia, bem como previnam eventos adversos, com a melhoria da qualidade de vida e do bem-estar.

No Brasil, no início deste século, estima-se que 10% a 25% das pessoas idosas com mais de 65 anos apresentem fragilidade, e esse índice sobe para 46% entre as pessoas com mais de 85 anos, denotando, portanto, maior risco para eventos adversos (Brasil, 2007). Salientamos, no entanto, que o crescente envelhecimento populacional, provavelmente, aumentou a incidência de pessoas idosas frágeis.

Pessoas idosas robustas, como vimos no Quadro 2.1, apresentam mais vitalidade e independência, aquelas em fragilização apresentam declínio funcional iminente, com declínio da vitalidade, e aquelas com fragilidade estabelecida perdem bastante a vitalidade, porém podem apresentar variações no declínio funcional em virtude de diferenças clínicas.

A Figura 2.3 ilustra uma escala de fragilidade. A escala de fragilidade, ou modelo de gradiente de fragilidade, expressa o envelhecimento clínico e funcional, de forma que, após a avaliação da pessoa idosa, o profissional possa verificar se há maior vitalidade ou maior fragilidade em sua vida. O declínio funcional, que pode tornar a pessoa idosa incapaz de gerenciar sua vida, coincide com a maior proximidade do final da vida (Caldas; Cavaletti, 2018).

Figura 2.3 – Escala Visual de Fragilidade

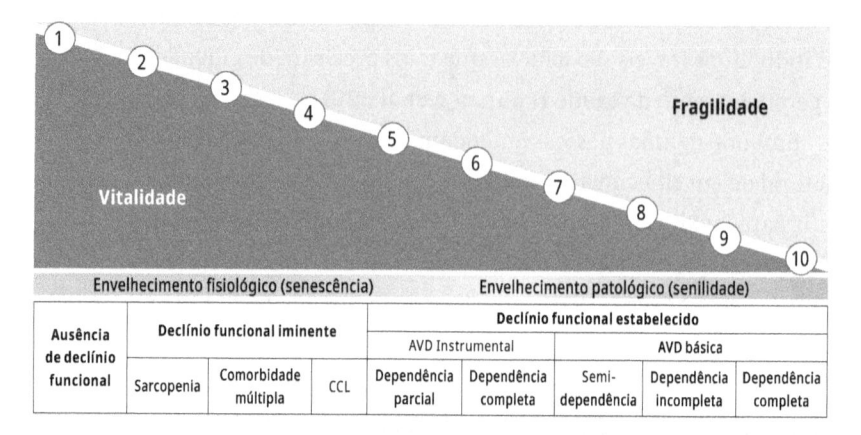

Envelhecimento fisiológico (senescência)			Envelhecimento patológico (senilidade)					
Ausência de declínio funcional	Declínio funcional iminente		Declínio funcional estabelecido					
			AVD Instrumental			AVD básica		
	Sarcopenia	Comorbidade múltipla	CCL	Dependência parcial	Dependência completa	Semi-dependência	Dependência incompleta	Dependência completa

Classificação clínico-funcional					
Idoso robusto	Idoso em risco de fragilização	Idoso frágil			
		Baixa complexidade	Alta complexidade	Fase final da vida	

Determinantes do declínio funcional estabelecido								
Cognição	Humor/ Comportamento	Mobilidade			Continência esfincteriana	Comunicação		
		Alcance, preensão, pinça	Postura, marcha, transferência	Capacidade aeróbica/ muscular		Visão	Audição	Fala, voz, motricidade orofacial
L M G	L M G	Leve	Moderado	Grave		Leve/Moderado		Grave

Fonte: Moraes et al., 2018, p. 25.

Assim, as pessoas idosas consideradas frágeis tendem a ter declínio estabelecido das atividades de vida diária (AVDs) e das atividades instrumentais de vida diária (AIVDs), avançando à dependência completa e também à dependência para as atividades de vida básica. Nessa categoria, as pessoas idosas frágeis podem ser consideradas ainda de alta complexidade, quando apresentam maior nível de dependência e demanda de cuidados e quando estão em fase final de vida. Nesse cenário, todos seriam beneficiados com a atuação de profissionais que utilizem os princípios e objetivos dos cuidados paliativos.

Alguns autores consideram a fragilidade uma síndrome, focando os aspectos biológicos que podem ocorrer em diversos sistemas orgânicos simultaneamente; contudo, outros autores chamam a atenção para a múltipla dimensão dessa síndrome, que pode envolver renda precária, baixo nível de escolarização, pouco apoio social, entre outros elementos (Brasil, 2007).

2.3 Fatores de risco associados à síndrome da pessoa idosa frágil

O conceito de síndrome da pessoa idosa frágil, em que este texto se baseia, considera a suscetibilidade a um estado dinâmico de equilíbrio instável que afeta a pessoa idosa que passa por deterioração em um ou mais domínios de saúde (físico, funcional, psicológico ou social). Esse estado I provoca efeitos de saúde adversos, em particular. Abordaremos, a seguir, algumas características dessa síndrome (Herdman; Kamitsuru, 2018).

Quadro 2.2 – Características da síndrome da pessoa idosa frágil

Fatores de risco	• Ansiedade • Apoio social insuficiente • Depressão • Desnutrição • Conhecimento insuficiente sobre fatores modificáveis • Equilíbrio prejudicado • Sedentarismo • Exaustão • Força muscular reduzida	• Fraqueza muscular • Imobilidade • Intolerância a atividade • Isolamento social • Medo de quedas • Mobilidade prejudicada • Obesidade • Redução de energia • Tristeza
Populações em risco	• Baixo nível educacional • Desfavorecidos economicamente • Etnia diferente da caucasiana • História de quedas • Hospitalização prolongada	• Idade maior de 70 anos • Morar sozinho • Sexo feminino • Viver em espaço limitado • Vulnerabilidade social
Condições associadas	• Alteração da função cognitiva • Anorexia • Caminhada de 4 m requerendo mais de 5 segundos para a conclusão • Déficit sensorial • Disfunção da regulação endócrina • Obesidade sarcopênica • Perda não intencional de mais de 4,5 kg em 1 ano	• Perda não intencional de 25% do peso corporal em 1 ano • Processo de coagulação alterado • Redução da concentração sérica de 25-hidroxivitamina D • Resposta inflamatória suprimida • Sarcopenia • Transtorno psiquiátrico

Fonte: Herdman; Kamitsuru, 2018, p. 152.

A avaliação da fragilidade baseia-se em cinco marcadores:

1. redução da força de preensão manual, avaliada por meio de dinamômetro hidráulico;
2. redução da velocidade da marcha, em que, com o uso de corda ou fita, é demarcado um trecho de 6,6 m, considerando-se um percurso de 4,4 metros para a avaliação;

3. perda de peso não intencional, avaliada por meio do autorrelato, considerando-se a perda igual ou superior a 4,5 kg no último ano de forma não intencional;
4. fadiga e exaustão autorrelatada, que pode ser rara ou menor do que 1 dia, entre 1-2 dias, entre 3-4 dias ou maior do que 4 dias;
5. redução do nível de atividade física, em que se avaliam a frequência e o tempo de duração das atividades realizadas no último ano, calculando-se o gasto energético aproximado nessas atividades (Kletemberg; Padilha; Lenardt, 2020, p. 18-22).

Embora existam diversos instrumentos que podem auxiliar na avaliação da fragilidade, bem como na avaliação multidimensional da pessoa idosa, no Quadro 2.3, listamos alguns conceitos fundamentais que englobam a avaliação da saúde de idosos e idosas (Moraes et al., 2016).

Para a gestão da fragilidade, entre outras estratégias, é preciso considerar o planejamento de atividades físicas, o suporte calórico/proteico, a reposição de vitamina D e a redução da polifarmácia, conforme orientação médica para cada indivíduo (Kletemberg; Padilha; Lenardt, 2020, p. 18-22).

Quadro 2.3 – Conceitos fundamentais em saúde de idosos e idosas

Independência	Capacidade individual para a execução das coisas com meios próprios; não necessita da ajuda de outra pessoa.
Autonomia	Capacidade individual para decidir e comandar ações, como aquelas voltadas a seu autocuidado; estabelece e segue as próprias convicções.

(continua)

(Quadro 2.3 - conclusão)

Capacidade funcional	Capacidade individual para a manutenção de habilidades físicas e mentais desenvolvidas ao longo da vida; manutenção de habilidades que sejam importantes e suficientes para a vida com independência e autonomia.
Declínio funcional	Perda da autonomia e/ou da independência, restringindo a participação social individual.

Fonte: Elaborado com base em Moraes, 2014.

A vulnerabilidade também deve ser avaliada, o que é possível por meio do instrumento *Vulnerable Elderly Survey*, conhecido como VES-13 (Saliba et al., 2001; Maia et al., 2012; Luz et al., 2015; Caldas; Cavaletti, 2019), que foi desenvolvido para identificar pessoas idosas vulneráveis na comunidade.

Maia et al. (2012) explicam que esse instrumento considera, como critérios para a definição de vulnerabilidade, a idade igual ou superior a 65 anos e o alto risco de declínio funcional ou morte em dois anos. Nesse contexto, a vulnerabilidade está mais associada ao componente biofisiológico.

No Quadro 2.4, reproduzimos a versão final desse instrumento.

Quadro 2.4 – Versão final do *Vulnerable Elderly Survey* (VES-13)

1) Idade	Pontuação: 1 ponto para idade 75-84 3 pontos para idade maior ou igual a 85
2) Em geral, comparando com outras pessoas de sua idade, você diria que sua saúde é: Ruim* (1 ponto) Regular* (1 ponto) Boa Muito boa ou Excelente	Pontuação: 1 ponto para regular ou ruim

(continua)

(Quadro 2.4 – continuação)

3) Em média, quanta dificuldade você tem para fazer as seguintes atividades físicas?

	Nenhuma dificuldade	Pouca dificuldade	Média dificuldade	Muita dificuldade	Incapaz de fazer*
Curvar-se, agachar ou ajoelhar-se.	( )	( )	( )	( )	( )
Levantar ou carregar objetos com peso aproximado de 5 quilos?	( )	( )	( )	( )	( )
Elevar ou estender os braços acima do nível do ombro?	( )	( )	( )	( )	( )
Escrever ou manusear e segurar pequenos objetos?	( )	( )	( )	( )	( )
Andar 400 metros (aproximadamente quatro quarteirões)?	( )	( )	( )	( )	( )
Fazer serviço doméstico pesado como esfregar o chão ou limpar janelas?	( )	( )	( )	( )	( )

4) Por causa de sua saúde ou condição física, você tem alguma dificuldade para:

a. Fazer compras de itens pessoais (como produtos de higiene pessoal ou medicamento)?

( ) SIM. Você recebe ajuda para fazer compras?   ( ) SIM*   ( ) NÃO

( ) NÃO

( ) NÃO FAÇO COMPRAS. Isso acontece por causa de sua saúde?   ( ) SIM*   ( ) NÃO

b. Lidar com dinheiro (como controlar suas despesas ou pagar contas)?

( ) SIM. Você recebe ajuda para lidar com dinheiro?   ( ) SIM*   ( ) NÃO

( ) NÃO

( ) NÃO LIDO COM DINHEIRO. Isso acontece por causa de sua saúde?   ( ) SIM*   ( ) NÃO

(Quadro 2.4 – conclusão)

c. Atravessar o quarto andando? É PERMITIDO O USO DE BENGALA OU ANDADOR.

( ) SIM. Você recebe ajuda para andar?	( ) SIM*	( ) NÃO
( ) NÃO		
( ) NÃO ANDO. Isso acontece por causa de sua saúde?	( ) SIM*	( ) NÃO

d. Realizar tarefas domésticas leves (como lavar louça ou fazer limpeza leve)?

( ) SIM. Você recebe ajudar para tarefas domésticas leves?	( ) SIM*	( ) NÃO
( ) NÃO		
( ) NÃO FAÇO TAREFAS DOMÉSTICAS LEVES. Isso acontece por causa de sua saúde?	( ) SIM*	( ) NÃO

e. Tomar banho de chuveiro ou banheira?

( ) SIM. Você recebe ajudar para tomar banho de chuveiro ou banheira?	( ) SIM*	( ) NÃO
( ) NÃO		
( ) NÃO TOMO BANHO DE CHUVEIRO OU BANHEIRA. Isso acontece por causa de sua saúde?	( ) SIM*	( ) NÃO

Pontuação: considerar 4 pontos para uma ou mais respostas "sim" nas questões 4a até 4e

CLASSIFICAÇÃO FINAL:

NÃO VULNERÁVEL: PONTUAÇÃO < OU IGUAL A 3

VULNERÁVEL: PONTUAÇÃO > OU IGUAL A 3

Fonte: Maia et al., 2012, p. 122.

Por fim, salientamos que a avaliação completa do estado clínico e funcional da pessoa idosa ocorrerá por meio da avaliação geriátrica ampla (AGA), que contempla a funcionalidade, a cognição, o humor, as questões sensoriais, a mobilidade/quedas, o estado nutricional e o suporte social.

Além disso, é fundamental atentar para a biografia da pessoa idosa, com toda a sua singularidade, no processo de avaliação global, isto é, conhecer seus princípios de vida, valores, história pessoal, desejos, sonhos, tarefas inacabadas e um pouco do cenário que compõe a vida pessoal de cada um.

2.4 Avaliação multidimensional da pessoa idosa e avaliação funcional breve

Como já ressaltamos, a avaliação da pessoa idosa deve ser multidimensional; não deve, portanto, focar apenas a dimensão física, mas considerar também as dimensões familiar, social, espiritual e psicoafetiva. A avaliação geriátrica deve basear-se em diagnósticos funcionais interdisciplinares, sendo denominada *avaliação geriátrica ampla* (AGA) (Veras, 2019).

A AGA é voltada para as características individuais do sujeito em vez de avaliar apenas questões relacionadas às doenças, com enfoque preventivo e complementar ao histórico de enfermagem. Além disso, contribui para identificar riscos, selecionar uma rede de apoio adequada e identificar fatores predisponentes a iatrogenias. Essa avaliação possibilita estabelecer parâmetros para acompanhamento e reconhecer as necessidades de modificação do ambiente e na programação e execução do plano de cuidados (Christoff et al., 2022).

Essa avaliação abrange o estado funcional, aferindo o equilíbrio, a mobilidade e a incapacidade, as AVDs, as AIVDs, a ocorrência de quedas e a incontinência; as condições clínicas, envolvendo a listagem e o mapeamento de problemas e comorbidades; a gravidades das doenças e o inventário de medicamentos em uso; a situação vacinal; as deficiências sensoriais de visão e audição; a propriocepção; a saúde bucal; os hábitos e a sexualidade; a saúde mental, considerando a cognição, o humor e a atividade psíquica; o funcionamento social e ambiental, que envolve a situação econômica; a espiritualidade; o suporte social e familiar; o ambiente físico; o cuidador; e a qualidade de vida (Christoff et al., 2022).

A AGA tem caráter interdisciplinar, portanto pode ser aplicada pelo enfermeiro, e sua execução é fundamental no início do acompanhamento da pessoa idosa e também periodicamente, de forma que, no longo prazo, seja avaliado o resultado das ações propostas. Os principais testes utilizados na AGA estão listados no Quadro 2.5.

Quadro 2.5 – Principais testes utilizados na AGA

Dimensões	Subdimensões	Instrumentos/testes
Estado funcional	Equilíbrio	Teste de Romberg
		Teste de Apoio Unipodau (TAU)
		Clinical Test of Interaction and Balance (CTSIB)
		Performance Oriented Mobility Assessment (Poma)
		Funcional Reach e Lateral Reach

(continua)

(Quadro 2.5 – continuação)

Dimensões	Subdimensões	Instrumentos/testes
Estado funcional	Mobilidade e incapacidade	TimeUp and Go (TUG)
		Dynamic Gait Index (DGI)
		WHODAS 2.0
	Atividades de vida diária (AVDs)	Índice de Katz
		Escala de Barthel
		Medida de independência funcional (MIF)
	Atividades instrumentais de vida diária (AIVDs)	Escala de Lawton e Brody
	Atividades de vida diária (AVDs) e atividades instrumentais de vida diária (AIVDs)	Brazilian OARS Multidimensional Functional Assessment Questionnaire (Bomfaq)
		Perfil de Atividade Humana (PAH)
	Quedas	Falls Efficacy Scale International (FES-I)
	Incontinência	Kings Health Questionnaire (KHQ)
		Fecal Incontinence Quality of Life
Condições médicas ou clínicas	Lista ou mapa de problemas	–
	Comorbidades	–
	Gravidade de doenças	–
	Inventário de medicamentos	–
	Status vacinal	–
	Deficiências sensoriais: visão	Tabela direcional de E
		Tabela de Snellen
		Cartão de Jaeger

(Quadro 2.5 – continuação)

Dimensões	Subdimensões	Instrumentos/testes
Condições médicas ou clínicas	Deficiências sensoriais: audição	Hearning handicap inventory for the elderly – Screening version (HHIE-S)
		Hearing Handicap Inventory for Adults – HHIA
		Teste do Sussurro
	Propriocepção	Testes podológicos: teste de sensibilidade cutânea, sensibilidade dolorosa e sensibilidade térmica
	Avaliação nutricional	Peso, altura, IMC, circunferência abdominal
		Miniavaliação nutricional
	Saúde bucal	Oral Health Impact Profile-Bref (OHIP-Bref)
	Hábitos	Teste Cage para triagem do alcoolismo
		International Physical Activity Questionnaire – Short Form (IPAQ-SF)
	Sexualidade	Quociente sexual (QS) masculino e feminino
Saúde mental (cognição, humor)/ psíquica	Cognição	Miniexame do estado mental (MEEM)
		Fluência verbal
		Teste do desenho do relógio (TDR)
	Saúde mental	Geriatric Depression Scale (GDS)
		Center for Epidemiologic Studies Depression Scale (CES-D)

(Quadro 2.5 – conclusão)

Dimensões	Subdimensões	Instrumentos/testes
Funcionamento social/ambiental	Situação econômica	–
	Espiritualidade	–
	Suporte social/familiar	Genograma e ecomapa
		Apgar da família
		Mapa mínimo de relações do idoso (MMRI)
		Escala de avaliação global de funcionamento nas relações (Garf)
		Escala de avaliação da adaptabilidade e coesão familiar
		Escala Beavers-Timberlaw (BT)
	Ambiente físico	Home Environment Survey (HES)
		Home Fast-SR
		Home self safety assessment tool
	Cuidador	Zarit Burden Interview (ZBI)
		Caregiver Burden Scale
		Caregiver Appraisal Measure
		Caregiver Hassles Scale
		Relative Stress Scale
	Qualidade de vida	WHOQOL-Old
		SF-36

Fonte: Christoff et al., 2022, p. 90-91.

Salientamos que, na AGA, utilizam-se diversas escalas e instrumentos para a avaliação de diversos domínios da qualidade de vida da pessoa idosa, alguns deles citados no Quadro 2.5. A AGA também pode ser usada para a avaliação da funcionalidade breve.

A avaliação funcional breve (AFB) da pessoa idosa também é importante por diagnosticar problemas reais ou riscos, bem como auxiliar na indicação de uma abordagem mais detalhada e especializada. Assim, por meio dela, busca-se identificar sinais de declínio funcional que possam trazer prejuízos à pessoa na condução de suas atividades diárias.

Um dos instrumentos para a avaliação funcional breve que destacamos é a Escala de Lachs, composta por 11 itens, com questionamentos, verificações antropométricas e testes de desempenho que avaliam visão, audição, continência, nutrição, força e movimento nos membros inferiores e superiores e também ambiente domiciliar, suporte social e AVDs, conforme apresentado no Quadro 2.6.

A Escala de Lachs pode ser útil como um rastreador de perda da capacidade funcional, auxiliando na identificação de alterações que podem levar a interferências significativas no desenvolvimento das atividades diárias (Veras, 2019).

Quadro 2.6 – Escala de Lachs

Áreas de teste	Procedimento	Resultado anormal
1. Visão	Testar a visão com cartão de Jaeger enquanto o(a) paciente usa lentes corretoras (se aplicável)	Não lê melhor que 20/40
2. Audição	Sussurrar a pergunta "qual é o seu nome?" em cada ouvido, com a face do examinador fora da visão direta do paciente	Não responde
3. Incontinência urinária	Perguntar: "No último ano, o(a) senhor(a) perdeu urina e molhou roupas íntimas sem querer?". "Isso aconteceu em, pelo menos, 6 dias separados?"	Sim à 2ª pergunta
4. AVD/AIVD	Perguntar: "O(a) senhor(a) pode levantar-se da cama sem ajuda? Pode vestir-se sozinho(a)? Pode preparar suas refeições? Pode fazer compras sozinho(a)?"	Não a qualquer pergunta

(continua)

(Quadro 2.6 – conclusão)

Áreas de teste	Procedimento	Resultado anormal
5. Braço	Pedir: "Toque a nuca com ambas as mãos"; "pegue a colher".	Não consegue um ou outro
6. Perna	Observar o(a) paciente após pedir: "Levante-se da cadeira, ande 3 metros, retorne e sente-se". Tempo de percurso: ____	Não anda, levanta ou faz o percurso em $t > 12$ s
7. Nutrição	Peso: ____ kg Alt.: ____ IMC: ____ kg/m²	IMC < 22 kg/m²
8. Estado mental	Memorize as palavras: carro, vaso, bola. Pedir para repetir depois de 1 min	Não repetir uma das palavras
9. Depressão	Perguntar: "O(a) senhor(a) sente-se muitas vezes triste ou deprimido(a)?"	Sim
10. Ambiente no domicílio	Perguntar: "O(a) senhor(a) tem dificuldades em subir/descer escadas em seu domicílio? Tem banheira ou tapete solto? Há algum lugar na sua casa com pouca iluminação?"	Sim a qualquer pergunta
11. Apoio social	Perguntar: "O(a) senhor(a) tem familiares, amigos ou vizinhos com quem possa contar em caso de doença ou emergência?"	Ninguém

Fonte: Veras, 2019, p. 13.

Essa avaliação contempla um dos passos do processo de enfermagem descrito na Resolução n. 358/2009 do Cofen, que estabelece que o enfermeiro, em sua prática profissional, deve realizar o processo de enfermagem, o qual é dividido em cinco etapas inter-relacionadas e sistematizadas, a saber: histórico de enfermagem, na qual se insere o exame físico; diagnósticos de enfermagem; panejamento de enfermagem; implementação de enfermagem; e avaliação de enfermagem (Cofen, 2009).

A referida resolução determina que, para o desenvolvimento do processo de enfermagem, podem ser utilizadas diversas ferramentas, instrumentos, entre outras estratégias, denominadas *sistematização da assistência de enfermagem* (SAE).

A avaliação da pessoa idosa é uma importante ferramenta que auxilia o processo de enfermagem e a SAE, contribuindo para a coleta de dados acerca do processo saúde-doença, a respeito de riscos e outras questões que fortalecem o planejamento da assistência, estimulando o envelhecimento ativo, a prevenção de agravos e doenças e a reabilitação.

Essa avaliação deve ser feita periodicamente e repetida sempre que houver intercorrências que possam alterar a funcionalidade e a qualidade de vida da pessoa idosa – por exemplo, após uma queda, após uma hospitalização ou o acometimento por alguma doença ou agravo.

Dada a importância dessas avaliações, o Ministério da Saúde lançou, em 2006, a Caderneta de Saúde da Pessoa Idosa, que, em 2018, já estava na 5ª edição e, em 2020, foi reimpressa (Brasil, 2018b, 2020). Ela é um instrumento disponibilizado para ajudar no manejo adequado da saúde desse público, podendo ser utilizada tanto pelas equipes de saúde quanto pelos idosos, seus familiares e cuidadores. A caderneta permite o registro do acompanhamento dessa pessoa por um período de cinco anos, com informações acerca dos dados pessoais, familiares e sociais, suas condições de saúde e seus hábitos de vida e vulnerabilidades, bem como educação em saúde para o autocuidado (Brasil, 2018b).

Nela podem ser registrados o uso de medicamentos, fitoterápicos ou suplementos e vitaminas, diagnósticos em saúde e internações prévias, cirurgias, reações adversas, alergias, dados antropométricos, identificação de vulnerabilidade (VES-13), avaliação ambiental, registro de quedas, identificação de dor crônica, hábitos de vida, controle de sinais vitais e vacinação, avaliação da saúde bucal e agendamento de consultas e exames (Brasil, 2018b).

No contexto da avaliação da pessoa idosa, ressaltamos a importância de o profissional de saúde dirigir-se sempre ao sujeito, evitando posturas de ageísmo. Ao adotar essa postura, busca-se evitar infantilizar a pessoa, sem reduzir sua autonomia, valorizando sua singularidade. Após sua avaliação, deve ser feita a avaliação familiar.

Para a SAE da pessoa idosa, o enfermeiro pode fazer uso de diversas escalas e instrumentos, que devem avaliar as AVDs, a visão, a audição, a mobilidade, a continência, a nutrição, a função cognitiva, a depressão, questões relacionadas ao ambiente e suporte social, o uso de medicamentos e doenças atuais e preexistentes e a presença de comorbidades. Além disso, o profissional deve atentar para as alterações fisiológicas próprias do envelhecimento, conforme descrito no Quadro 2.7.

Quadro 2.7 – Principais alterações fisiológicas por sistemas na pessoa idosa

Sistemas	Alterações do processo do envelhecimento
Sensorial	◆ Presbiopia (diminuição da capacidade de acomodação ou de focalização de objetos próximos) ◆ Diminuição do campo visual periférico ◆ Diminuição da pupila e da resposta à alteração da luminosidade ◆ Diminuição do paladar e do olfato ◆ Presbiacusia (perda de acuidade de tons de alta frequência) ◆ Diminuição dos receptores cutâneos ◆ Diminuição da percepção da localização espacial
Tegumentar	◆ Diminuição da elasticidade da pele ◆ Alteração da pigmentação da pele ◆ Manchas senis ◆ Redução da atividade das glândulas sudoríparas e sebáceas ◆ Mudança na coloração e afinamento dos pelos ◆ Redução de vascularização ◆ Diminuição do crescimento das unhas
Neurológico	◆ Degeneração das células nervosas ◆ Redução dos neurotransmissores ◆ Diminuição da velocidade de condução de impulsos

(continua)

(Quadro 2.7 – conclusão)

Sistemas	Alterações do processo do envelhecimento
Respiratório	• Redução de cílios, alvéolos e reflexo da tosse • Aumento do diâmetro anteroposterior do tórax • Maior resistência aérea e risco de infecção
Cardiovascular	• Espessamento e estreitamento da parede dos vasos sanguíneos • Perda da elasticidade dos vasos • Diminuição da elasticidade do débito cardíaco • Calcificação das valvas cardíacas • Menor atividade das valvas venosas • Aumento da pressão arterial sistólica • Diminuição da circulação periférica
Gastrointestinal	• Doença periodontal • Diminuição da saliva, secreções gástricas e enzimas pancreáticas • Atrofia e elevação do pH gástrico • Redução do peristaltismo
Geniturinário	• Menor quantidade de néfrons funcionais • Redução da capacidade da bexiga • Redução do fluxo sanguíneo renal • Aumento da próstata • Redução do tônus do esfíncter
Endócrino	• Diminuição da capacidade de responder ao estresse • Diminuição da secreção dos hormônios tireoidianos • Aumento de hormônios anti-inflamatórios
Imunológico	• Diminuição do tamanho e volume do timo • Diminuição da função das células T • Aumento da temperatura central

Fonte: Souza; Bitencourt, 2020, p. 16-17.

2.5 Instrumentos para avaliação da pessoa idosa

Entre algumas ferramentas utilizadas para avaliação da pessoa idosa, destacamos a triagem rápida (Prisma 7), a triagem funcional do idoso – Escala Sumário (Escala de Lachs); a Escala de Atividades

Básicas de Vida Diária (Escala de Katz); a Escala de Atividades Instrumentais de Vida Diária (Escala de Lawton); a avaliação nutricional (Miniavaliação Nutricional – MNA); o teste de equilíbrio e marcha (Escala de Tineti); o cartão de Jaeger (Escala visual); o Miniexame do Estado Mental (Teste de Folstein) e a Escala de Depressão Geriátrica – EDG (Escala de Yesavage) (Veras, 2019).

Quadro 2.8 – Index de Independência nas Atividades Básicas de Vida Diária – Avaliação do Autocuidado

Index de AVDs (Katz) T	Tipo de classificação
A	Independente para todas as atividades.
B	Independente para todas as atividades menos uma.
C	Independente para todas as atividades menos banho e mais uma adicional.
D	Independente para todas as atividades menos banho, vestir-se e mais uma adicional.
E	Independente para todas as atividades menos banho, vestir-se, ir ao banheiro e mais uma adicional.
F	Independente para todas as atividades menos banho, vestir-se, ir ao banheiro, transferência e mais uma adicional.
G	Dependente para todas as atividades.
Outro	Dependente em pelo menos duas funções, mas que não se classificasse em C, D, E ou F.

Fonte: Brasil, 2007, p. 151.

Apresentamos, no Quadro 2.8, o Index de Independência nas Atividades Básicas de Vida Diária, de Sidney Katz, que avalia a independência em seis funções principais: a independência para o banho, para vestir-se, para ir ao banheiro, a capacidade de transferência, de continência e de alimentação. Assim, é possível classificar a pessoa como independente ou dependente.

O Índice de Katz pode ser utilizado pelo enfermeiro na avaliação geriátrica da pessoa idosa para complementar a avaliação. Para a gestão do cuidado de enfermagem, a utilização do Índice de Katz é um importante instrumento que tem como característica a predição da necessidade de cuidados assistenciais. Desse modo, quanto melhor seu desempenho, menor será a necessidade de cuidados.

Para a utilização desse índice, existem diversas versões na literatura, de forma a contemplar diferentes questões de didática e, até mesmo, dados que se queira coletar; a versão escolhida pode ficar, então, a critério de cada profissional (Veras, 2019). Aqui, apresentamos duas versões, nos Quadros 2.8 e 2.9.

O Índice de Katz, reproduzido no Quadro 2.9, está presente nos *Cadernos de Atenção Básica* do Ministério da Saúde (Brasil, 2007).

Quadro 2.9 – Avaliação das atividades básicas de vida diária (AVDs) – Escala de Katz

Banho		
( ) I – Não recebe assistência. Entra e sai do banheiro sozinho se essa é usualmente utilizada para o banho).	( ) A – Recebe assistência no banho somente para uma parte do corpo (como para as costas ou as pernas).	( ) D – Recebe assistência no banho em mais de uma parte do corpo.
Vestir		
( ) I – Pega as roupas e veste completamente sem assistência.	( ) A – Pega as roupas e veste sem assistência, exceto para amarrar os sapatos.	( ) D – Recebe assistência para pegar roupas ou para vestir-se ou permanece parcial ou totalmente despido.

(continua)

(Quadro 2.9 – conclusão)

Banheiro		
( ) I – Vai ao banheiro, higieniza-se e se veste após as eliminações sem assistência (pode utilizar objetos de apoio como bengala, andador, barras de apoio, cadeira de rodas e pode utilizar comadre ou urinol à noite esvaziando por si mesmo pela manhã).	( ) A – Recebe assistência para ir ao banheiro ou higienizar-se ou para vestir-se após as eliminações ou para usar o urinol ou comadre à noite.	( ) D – Não vai ao banheiro para urinar ou evacuar.

Transferência		
( ) I – Deita-se e levanta-se da cama ou da cadeira sem assistência (pode utilizar um objeto de apoio como bengala ou andador).	( ) A – Deita-se ou levanta-se da cama ou cadeira com auxílio.	( ) D – Não sai da cama.

Continência		
( ) I – Tem controle sobre as funções de urinar ou evacuar.	( ) A – Tem perdas urinárias ou fecais acidentais.	( ) D – Supervisão para controlar urina e fezes, utiliza cateterismo ou é incontinente.

Alimentação		
( ) I – Alimenta-se sem assistência.	( ) A – Alimenta-se sem assistência, exceto para cortar carne ou passar manteiga no pão.	( ) D – Recebe assistência para se alimentar ou é alimentado parcial ou totalmente por sonda enteral ou parenteral.

I – Independência | A – Dependência Total | D – Dependência Parcial

Fonte: Brasil, 2006.

No Quadro 2.10, apresentamos a Escala de Lawton, utilizada para avaliar o desempenho funcional da pessoa idosa em termos de atividades instrumentais, o que possibilita que ela mantenha uma vida independente (Brasil, 2007).

Para cada questão, a primeira resposta indica **independência**, a segunda, **dependência parcial** ou capacidade com ajuda, e a terceira, **dependência**.

A pontuação máxima corresponde a 27 pontos. Essa pontuação serve para o acompanhamento da pessoa idosa, tendo como base a comparação evolutiva. Ressaltamos que as questões 4 a 7 podem ter variações conforme o sexo e podem ser adaptadas para atividades como subir escadas ou cuidar do jardim.

Quadro 2.10 – Escala de Lawton – administração das questões do cotidiano

ATIVIDADE		AVALIAÇÃO	
1	O(a) Sr.(a) consegue usar o telefone?	Sem ajuda	3
		Com ajuda parcial	2
		Não consegue	1
2	O(a) Sr(a) consegue ir a locais distantes, usando algum transporte, sem necessidade de planejamentos especiais?	Sem ajuda	3
		Com ajuda parcial	2
		Não consegue	1
3	O(a) Sr(a) consegue fazer compras?	Sem ajuda	3
		Com ajuda parcial	2
		Não consegue	1
4	O(a) Sr.(a) consegue preparar suas próprias refeições?	Sem ajuda	3
		Com ajuda parcial	2
		Não consegue	1
5	O(a) Sr.(a) consegue arrumar a casa?	Sem ajuda	3
		Com ajuda parcial	2
		Não consegue	1
6	O(a) Sr.(a) consegue fazer trabalhos manuais domésticos, como pequenos reparos?	Sem ajuda	3
		Com ajuda parcial	2
		Não consegue	1
7	O(a) Sr.(a) consegue lavar e passar sua roupa?	Sem ajuda	3
		Com ajuda parcial	2
		Não consegue	1

(continua)

(Quadro 2.10 – conclusão)

ATIVIDADE	AVALIAÇÃO	
8	O(a) Sr.(a) consegue tomar seus remédios na dose e horários corretos?	Sem ajuda	3
		Com ajuda parcial	2
		Não consegue	1
9	O(a) Sr.(a) consegue tomar seus remédios na dose e horários corretos?	Sem ajuda	3
		Com ajuda parcial	2
		Não consegue	1
TOTAL	**PONTOS**	

Fonte: Brasil, 2007, p. 147.

A funcionalidade também deve ser avaliada na pessoa idosa. *Funcionalidade* é um termo genérico para designar a interação do sujeito com uma condição de saúde e seus fatores contextuais, como o ambiente e as pessoas. Já a avaliação funcional é um processo que deve ser realizado sistematicamente para a identificação das deficiências e capacidades da pessoa em face dos processos de saúde e doença, ou mesmo do processo do envelhecimento (Caldas; Cavalleti, 2019).

A avaliação funcional é preconizada pela Política Nacional de Saúde da Pessoa Idosa (Brasil, 2006), do Ministério da Saúde, de forma a avaliar a necessidade de auxílio para o cuidado, além de determinar o comprometimento funcional. Para isso, é possível utilizar a Avaliação das Atividades Básicas de Vida Diária (AVDs) e a Avaliação das Atividades Instrumentais de Vida Diária (AIVDs).

Com a consciência da impossibilidade de apresentarmos todos os instrumentos para avaliação da pessoa idosa, nesta seção buscamos destacar alguns exemplos comumente utilizados na prática clínica. Entretanto, podemos encontrar diversos modelos na literatura científica e em documentos do Ministério da Saúde e de algumas secretarias de saúde municipais e estaduais.

Encerramos este tema com alguns itens importantes na avaliação da pessoa idosa, descritos por Caldas e Cavalleti (2019) em capítulo sobre a avaliação da pessoa idosa.

Quadro 2.11 – Avaliação funcional breve da pessoa idosa

Visão	O(a) Sr(a) tem dificuldade para dirigir, ver TV ou fazer qualquer outra AVD devido a problemas visuais? ( ) sim ( ) não • Solicitar a leitura de uma notícia de jornal (cabeçalho ou texto ou utilizar o cartão de Jaeger*.
Audição	O(a) Sr(a) tem dificuldade para escutar uma conversa no telefone? E compreender o que é falado? E quando em ambiente com barulho? Alguém já reclamou do som da TV: ( ) sim ( ) não • Aplicar o teste do sussurro**
Função dos membros superiores	Proximal: verificar se a pessoa é capaz de tocar a nuca com ambas as mãos. Distal: verificar se a pessoa é capaz de apanhar um lápis sobre a mesa com cada uma das mãos e colocá-lo de volta.
Função dos membros inferiores	O(a) Sr(a) sofreu queda em casa nos últimos 12 meses? ( ) sim ( ) não Quantas vezes? Como? • Ver se a pessoa é capaz de levantar da cadeira, caminhar 3 metros (ida e volta), sentar. Tempo total: ___ Panturrilha: ___ cm
Estado mental (*mini-cog*)	• Solicitar à pessoa que repita o nome de 3 objetos. Sugestão: maçã, mesa e dinheiro. • Realizar o teste do desenho do relógio. Pedir que repita as palavras ditas anteriormente. Total de pontos (1 ponto para cada palavra e 1 ponto para o teste do relógio): ___
Humor	O(a) Sr(a) no último mês perdeu o interesse ou prazer em fazer atividades habituais? ( ) sim ( ) não O(a) Sr(a) no último mês se sentiu triste, aborrecido ou sem esperança? ( ) sim ( ) não

(continua)

(Quadro 2.11 – conclusão)

Domicílio	Na sua casa há escadas? ( ) sim ( ) não Tapetes soltos? ( ) sim ( ) não Corrimão no banheiro? ( ) sim ( ) não
Atividades diárias	Sem auxílio, o(a) Sr(a) é capaz de: • Preparar suas refeições? ( ) sim ( ) não • Fazer compras? ( ) sim ( ) não
Incontinência	O(a) Sr(a) às vezes perde urina ou fica molhado? ( ) sim ( ) não Isso ocorre quando tosse, faz esforço ou tem urgência em urinar? ( ) sim ( ) não Se sim, quantas vezes? ___
Nutrição	O(a) Sr(a) perdeu mais de 4 Kg no último mês? ( ) sim ( ) não Peso atual ___ kg Altura: ___ cm IMC: ___
Suporte e riscos sociais	• Alguém poderia ajudá-lo caso fique doente ou incapacitado? ( ) sim ( ) não Quem? _____ • Sente-se amparado por seus familiares? ( ) sim ( ) não • Quem seria capaz de tomar decisões de saúde pelo Sr(a) caso não seja mais capaz de fazê-lo? _____ • Considera que seus recursos financeiros são suficientes para suas necessidades básicas? ( ) sim ( ) não • Sente-se só ou isolado a maior parte do tempo? ( ) sim ( ) não É cuidador? ( ) sim ( ) não Qual sua escolaridade (número de anos estudados) ___
Uso de fármacos	• Quais medicamentos usa de forma regular?
Comorbidades	• No último mês, tem sentido alguma dor que dificulte suas atividades habituais? ( ) sim ( ) não • Perguntar sobre comorbidades presentes.

*O Cartão de Jaeger é uma tabela oftalmológica para a verificação da acuidade visual.

**Teste do sussurro: aproximar-se da pessoa a ser avaliada a uma distância mínima de 33 centímetros e fora do alcance do seu campo visual, fazendo-lhe uma pergunta em tom baixo de voz (sussurro) e verificando se ele escutou e se entendeu o que foi dito.

Fonte: Caldas; Cavaletti, 2019, p. 30-31.

Na avaliação geriátrica ampla, devem ser avaliadas as atividades de vida diária, como as **básicas** (Katz), as **instrumentais** (Lawton) e as **avançadas** (relacionadas a atividades de socialização), que consideram a nutrição, o humor (Escala de Depressão Geriátrica), a cognição (Miniexame do Estado Mental), a mobilidade (Escala de Tinetti) e a comunicação.

É preciso proceder à avaliação da condição socioeconômica e ambiental, considerando-se alguns fatores que requerem intervenção ampla, como luto, isolamento, vulnerabilidade econômica, analfabetismo, violência e dificuldades para manutenção da saúde.

Após a avaliação da pessoa idosa, é necessário descrever os diagnósticos de enfermagem e fazer o planejamento de enfermagem e a proposição de um plano de cuidados que considere a participação de toda a equipe de enfermagem, a relação com a equipe interdisciplinar, os cuidadores e os familiares. Com isso, é possível estabelecer objetivos comuns, concebendo-se que o cuidado é interdependente, complementar e coordenado.

Para saber mais

Para aprofundar seus conhecimentos sobre o tema abordado neste capítulo, indicamos o material disponível no site da Sociedade Brasileira de Geriatria e Gerontologia. indicado a seguir.

COSTA, E. F. de A.; GALERA, S. C. **Avaliação geriátrica ampla** (AGA). dez. 2009. Disponível em: <https://sbgg.org.br/wp-content/uploads/2014/10/aula-aga.pdf>. Acesso em: 29 ago. 2023.

2.6 Registros no serviço de atenção domiciliar

Em todos os modelos assistenciais, os registros organizados são fundamentais, com garantia de guarda e sigilo, devendo conter a prescrição clínica e terapêutica assistencial, bem como a psicossocial.

Destacamos, a seguir, alguns artigos da RDC n. 11, de 26 de janeiro de 2006, da Agência Nacional de Vigilância Sanitária (Anvisa), que tratam dessa temática para o Serviço de Atenção Domiciliar (SAD):

> 4.12: o SAD deve manter um prontuário domiciliar com o registro de todas as atividades realizadas durante a atenção direta ao paciente, desde a indicação até a alta ou óbito do paciente;
>
> 4.12.1 O prontuário domiciliar deve conter identificação do paciente, prescrição e evolução multiprofissional, resultados de exames, descrição do fluxo de atendimento de Urgência e Emergência, telefones de contatos do SAD e orientações para chamados;
>
> 4.12.2 O prontuário deve ser preenchido com letra legível e assinado por todos os profissionais envolvidos diretamente na assistência ao paciente;
>
> 4.12.3 Após a alta ou óbito do paciente o prontuário deve ser arquivado na sede do SAD, conforme legislação vigente;
>
> 4.12.4 O SAD deve garantir o fornecimento de cópia integral do prontuário quando solicitado pelo paciente ou pelos responsáveis legais;

4.12 O SAD deve manter um prontuário domiciliar com o registro de todas as atividades realizadas durante a atenção direta ao paciente, desde a indicação até a alta ou óbito do paciente;

4.12.1 O prontuário domiciliar deve conter identificação do paciente, prescrição e evolução multiprofissional, resultados de exames, descrição do fluxo de atendimento de Urgência e Emergência, telefones de contatos do SAD e orientações para chamados.

4.12.2 O prontuário deve ser preenchido com letra legível e assinado por todos os profissionais envolvidos diretamente na assistência ao paciente;

4.12.3 Após a alta ou óbito do paciente o prontuário deve ser arquivado na sede do SAD, conforme legislação vigente;

4.12.4 O SAD deve garantir o fornecimento de cópia integral do prontuário quando solicitado pelo paciente ou pelos responsáveis legais. (Anvisa, 2006)

Ainda no cenário domiciliar, o profissional pode utilizar um instrumento próprio, por exemplo, um impresso ou um caderno de anotações, para que a pessoa idosa e/ou seus familiares e rede de apoio registrem informações que considerem importantes, como sinais e sintomas, medos, dúvidas, angústias, alegrias e desejos. Assim, quando houver contato com a equipe que planeja e presta os cuidados, o profissional pode ter uma garantia maior de que nada será esquecido ou negligenciado.

Em todos esses cenários, não há um modelo único a ser adotado para registro da avaliação da pessoa idosa e do planejamento e prestação do cuidado voltado a ela e a seus familiares e fluxo de afetos. No entanto, existem diversas publicações editadas pelo Ministério da Saúde, pelas secretarias da saúde de diversos municípios brasileiros e pela Sociedade Brasileira de Geriatria e Gerontologia que podem auxiliar na elaboração de instrumentos e roteiros voltados às necessidades de cada público e adaptados a cada contexto.

2.7 Elaboração de relatórios técnicos decorrentes da avaliação gerontológica

Diante da diversidade de espaços onde se planeja e implementa o cuidado destinado a pessoas idosas, é importante considerar que, em cada cenário, existem recomendações específicas para o registro e a guarda das informações que compõem a avaliação gerontológica e os cuidados assistenciais. Assim, é preciso pensar em relatórios técnicos que serão produzidos após o atendimento em domicílio, em ILPIs, em centros de convivência, entre outros espaços.

Assim, esta seção será organizada em três partes: a primeira contemplará as ILPIs; a segunda, as instituições de saúde; e a terceira, os domicílios.

No que se refere às ILPIs, a RDC n. 502/2021 da Anvisa define normas de funcionamento para esses locais e, na descrição dos processos operacionais, destaca, no item 5.1.3, que cabe a esses estabelecimentos manter a atualização dos registros das pessoas idosas que nela residirem, em conformidade com o estabelecido no art. 50, inciso XV, da Lei n. 10.741/2003 (Anvisa, 2021; Brasil, 2003).

A RDC n. 502/2021 prevê também a elaboração de um plano de atenção à saúde, no qual devem constar informações sobre as doenças incidentes e as prevalentes nos residentes, a situação vacinal, as rotinas e procedimentos feitos no cuidado aos idosos (Anvisa, 2021).

Além disso, qualquer doença de notificação compulsória deve ser notificada à vigilância epidemiológica do município, conforme o Decreto n. 49.974-A, de 21 de janeiro de 1961, e a Portaria n. 1.943, de 18 de outubro de 2001 (Anvisa, 2021).

A referida resolução determina também que seja feito o registro de indicadores, por exemplo, as taxas de mortalidade, de doença diarreica aguda, de escabiose, de desidratação, de lesões por pressão e de prevalência da desnutrição (Anvisa, 2021).

Destacamos que, para o bom funcionamento e gerenciamento do cuidado, é preciso fazer a AGA e, ainda, a descrição de dados pessoais e da biografia da pessoa idosa, incluindo contato de familiares, rede de afetos e rede de apoio existentes para o adequado planejamento e gerenciamento do cuidado, sendo que essas informações devem ser atualizadas periodicamente.

É fundamental que cada morador, no caso de ILPIs, tenha seu prontuário organizado, com todas essas informações, bem como arquivos de exames feitos e contatos dos profissionais de saúde que o atendem.

No que tange às instituições de saúde, o Conselho Federal de Medicina (CFM), por meio da Resolução n. 1.638, de 10 de julho de 2002, impõe normativas sobre os cuidados a serem observados com esse registo nas instituições de saúde. As instituições devem nomear uma comissão de revisão de prontuários, eletrônicos ou em papel, que assegure a identificação correta da pessoa, a anamnese, o exame físico, os exames complementares, os diagnósticos e os tratamentos recebidos, a evolução diária do quadro, contendo data e hora dos procedimentos feitos. Os registros devem ser feitos com letra legível, em caso de prontuários de papel, e conter a identificação e o registro no conselho de classe dos profissionais que fazem atendimento. As instituições também devem assumir a responsabilidade pelo sigilo sobre os dados contidos no documento e sua guarda (CFM, 2002).

Outros conselhos de classe, como o de enfermagem, também dispõem de resoluções que contemplam as questões descritas, reforçando a importância do tema.

Com relação aos registros feitos mediante a atenção domiciliar à pessoa idosa, citamos a RDC n. 11/2006 da Anvisa, que dispõe sobre o regulamento técnico de funcionamento de serviços que prestam atenção domiciliar (Anvisa, 2006). Essa resolução, já citada anteriormente, apresenta três conceitos importantes: 1) o de atenção domiciliar, caracterizada por ações de promoção à saúde, prevenção, tratamento de doenças e reabilitação desenvolvidas em domicílio; 2) o de assistência domiciliar, caracterizada pelo conjunto de atividades de caráter ambulatorial, programadas e continuadas desenvolvidas em domicílio; e 3) o de internação domiciliar, caracterizada pelo conjunto de atividades prestadas no domicílio, que envolvem a atenção em tempo integral à pessoa com quadro clínico mais complexo e com necessidade de tecnologia especializada (Anvisa, 2006).

Síntese

Neste capítulo, abordamos os seguintes assuntos: o enfermeiro e a avaliação da pessoa idosa; a avaliação da fragilidade; os fatores de risco associados à síndrome do idoso frágil; e a avaliação multidimensional da pessoa idosa.

Vimos que compreender a importância e a composição da avaliação da pessoa idosa é parte fundamental do trabalho do enfermeiro na atenção a essa população, contribuindo para a melhor qualidade de vida e a melhor qualidade assistencial.

Apresentamos diversos instrumentos que podem compor essa avaliação e ressaltamos que a avaliação da pessoa idosa contempla não apenas questões fisiológicas, mas também sociais, psicoafetivas, espirituais e familiares. A identificação da fragilidade e a avaliação multifuncional contribuem consideravelmente para o planejamento do cuidado que vise ao envelhecimento ativo, que considere os limites e incapacidades pessoais, o apoio no curso do processo do envelhecimento e, ainda, a oferta de um plano de cuidados coerente e individualizado.

Questões para revisão

1. A avaliação da pessoa idosa é fundamental para o planejamento da assistência de enfermagem e para a elaboração de um plano de cuidados individualizado e voltado às necessidades de cada sujeito. Assim, descreva os objetivos da avaliação da pessoa idosa.

2. A identificação do risco de fragilidade, ou da pessoa idosa frágil, faz parte da avaliação gerontológica feita pelo enfermeiro. Descreva alguns indicadores que podem caracterizar a fragilidade em pessoas idosas.

3. Existem algumas populações em risco para a síndrome do idoso frágil. Sobre esse tema, assinale a alternativa que **não** representa esse risco:
   a) Pessoas idosas com baixo nível educacional.
   b) Pessoas idosas desfavorecidas economicamente.
   c) Pessoas idosas com etnia diferente da caucasiana.
   d) Pessoas idosas que residem com seus familiares.
   e) Pessoas idosas com história de quedas.

4. A avaliação geriátrica ampla (AGA) é voltada para as características individuais do sujeito e deve envolver a avaliação multidimensional da pessoa, contemplando questões físicas, funcionais, psicoafetivas, espirituais e sociais. Para essa avaliação, é possível utilizar vários testes, escalas e instrumentos. Assinale a alternativa correta sobre os instrumentos que podem compor a AGA e suas funções:

   a) O Miniexame do Estado Mental avalia as condições familiares.
   b) O Apgar da família avalia as condições da funcionalidade física.
   c) As escalas de Lawton e Brody avaliam as atividades instrumentais de vida diária.
   d) O Índice de Katz avalia as atividades da vida instrumental.
   e) A Escala de Lachs avalia as questões relacionadas a alterações visuais.

5. A avaliação das atividades de vida diária é importante na avaliação geriátrica ampla (AGA), de forma a verificar se há declínio e fragilização nesse contexto. Sobre esse tema, assinale a alternativa que **não** representa as atividades de vida diária:

   a) Tomar banho e vestir-se.
   b) Fazer compras e ligações telefônicas.
   c) Ir ao banheiro.
   d) Deitar-se e levantar-se.
   e) Controle dos esfíncteres.

Questão para reflexão

1. Diante do que foi exposto neste capítulo e considerando a importância do enfermeiro na avaliação da pessoa idosa, reflita sobre as contribuições do enfermeiro na avaliação da pessoa idosa. Elabore um texto escrito com suas considerações e compartilhe suas conclusões com seu grupo de estudo.

Capítulo 3
Avaliação da pele e da continência da pessoa idosa

Conteúdos do capítulo:

- Cuidados com a pele da pessoa idosa.
- Prevenção e detecção precoce do câncer de pele.
- Prevenção de feridas e seu agravo.
- Incontinências na pessoa idosa e suas consequências.

Após o estudo deste capítulo, você será capaz de:

1. reconhecer os componentes da pele, do tecido subcutâneo e suas funções;
2. reconhecer especificidades da pele das pessoas idosas e o impacto de suas necessidades nas intervenções de enfermagem;
3. reconhecer as feridas mais incidentes e prevalentes em pessoas idosas e suas formas de prevenção;
4. aplicar os cuidados de enfermagem com relação à pele de pessoas idosas;
5. avaliar as incontinências e os fatores de risco associados.

3.1 Componentes da pele

Composta por duas camadas – a epiderme e a derme –, que são sustentadas por uma série de estruturas subjacentes, a pele é o maior órgão do corpo e tem múltiplas funções: ser barreira entre o ambiente externo e os órgãos internos, proteger contra traumas, produtos químicos, microrganismos e estresse mecânico, auxiliar na fabricação de hormônios e de vitaminas, proporcionar a troca de fluidos, sais, gases e calor, auxiliar na regulação da temperatura corporal, entre outras (Orsted et al., 2018).

A pele tem um importante papel sensorial relacionado ao toque, à pressão e à temperatura, atuando como um alerta diante de potenciais danos ao tecido, e também auxilia o sistema imunológico na manifestação de sinais inflamatórios, como a dor, o calor e o edema. Ela pode ser considerada como uma "janela" entre a mente, o corpo e o mundo externo, visto que revela emoções, como o rubor e o arrepio (Orsted et al., 2018).

Oliveira (2012, p. 9) afirma que a pele "ocupa lugar de destaque na esfera psíquica do ser humano, pois representa o elo entre o indivíduo, a sociedade e o ambiente físico". A autora acrescenta que a pele expressa "aspectos da história de vida das pessoas, pois em cada indivíduo ela é única, tornando-se um dos indicadores evidentes do envelhecimento cronológico e biológico" (Oliveira, 2012, p. 9).

A epiderme é a camada mais externa da pele, composta de células epidérmicas firmemente dispostas, e contribui para que se forme uma barreira externa que retém a umidade.

Sua espessura varia; dependendo da região do corpo, pode ser muito fina, em torno de 0,5 mm na membrana timpânica, ou passar de 6 mm na sola dos pés.

Essa camada não tem vasos sanguíneos e busca oxigênio e nutrição em camadas mais profundas, por difusão dos capilares sanguíneos que se estendem às camadas superiores da derme.

No Quadro 3.1, descrevemos as diversas camadas da epiderme, que podem ser visualizadas na Figura 3.1.

Quadro 3.1 – Camadas da epiderme

Camada da epiderme	Características
Camada córnea (estrato córneo)	• Camada mais externa. • As células dessa camada migram para cima e são repostas em média a cada 14 dias. • Requerem equilíbrio de umidade, temperatura e pH para sua atividade. • Tem pH ácido, denominado *manto ácido*, que auxilia na proteção contra algumas bactérias e fungos.
Camada lúcida	• Camada mais interna do estrato córneo. • Encontrada na sola dos pés e na palma das mãos.
Camada granulosa	• As células escamosas estão em transição para se tornarem o estrato córneo. • Perdem sua estrutura celular interna, incluindo os núcleos.
Camada espinhosa	• Contém as células de Langerhans, derivadas da medula óssea, com função imunológica.
Camada basal	• Contém queratinócitos, melanócitos e células de Merkel. • Essas células se regeneram constantemente. • Os queratinócitos, da camada mais profunda, são continuamente empurrados para a superfície pela produção de células abaixo deles, contribuindo para a impermeabilização e a proteção. • Essas células sofrem alterações graduais em sua forma e em sua composição química durante esse trajeto até a superfície externa.

Fonte: Elaborado com base em Orsted et al., 2018, p. 7, tradução nossa.

Como descreve Oliveira (2012), a epiderme é composta por diversas células, entre elas, os ceratinócitos. Produzidas pela camada basal, essas células sintetizam ceratina e, à medida que vão chegando ao estrato córneo, perdem seus núcleos, ficando achatadas e rígidas, o que traz firmeza à epiderme e garante impermeabilização e proteção contra a desidratação (Oliveira, 2012). A renovação total da pele ocorre, em média, a cada 25 a 50 dias, variando com a idade.

Os melanócitos, situados na camada basal, também compõem a epiderme e são responsáveis pela síntese de melanina, contribuindo para a proteção contra os raios ultravioleta (UV) (Oliveira, 2012).

Figura 3.1 – Camadas da pele

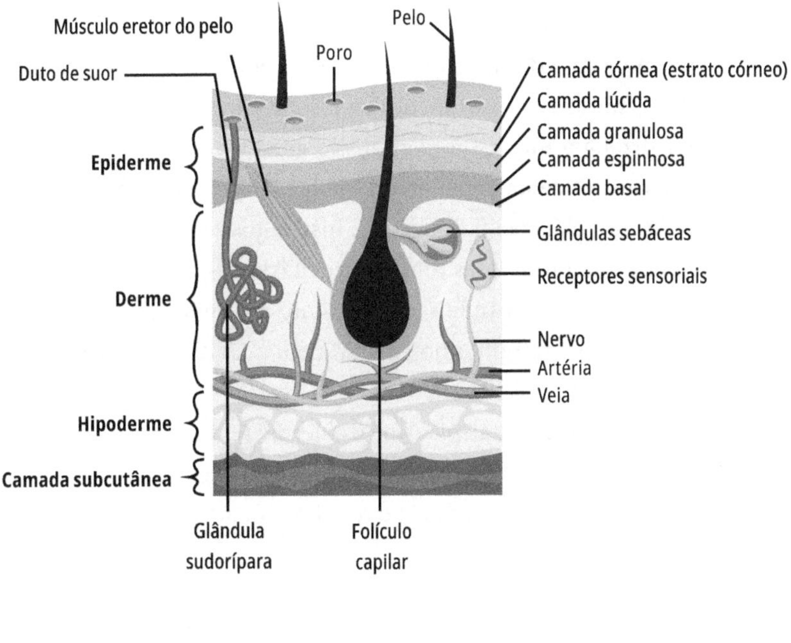

Músculo eretor do pelo
Pelo
Poro
Duto de suor
Epiderme
Camada córnea (estrato córneo)
Camada lúcida
Camada granulosa
Camada espinhosa
Camada basal
Glândulas sebáceas
Derme
Receptores sensoriais
Nervo
Artéria
Veia
Hipoderme
Camada subcutânea
Glândula sudorípara
Folículo capilar

Only One Line/Shutterstock

Na epiderme também se encontram as células de Langerhans e as células de Merkel. As primeiras são células imunitárias que fagocitam partículas estranhas e microrganismos, que então são transportados da epiderme para os gânglios linfáticos satélites; as segundas estão presentes em pouca quantidade na epiderme e na derme e ligam as terminações nervosas, importantes na sensação do tato e da pressão (Oliveira, 2012).

O pH da pele também merece atenção. Ele pode variar de 4,0 a 6,5 e é influenciado pela idade e por condições internas e externas ao corpo humano. O pH influencia a manutenção da função de barreira protetora da pele, em sua coesão e na descamação (Orsted et al., 2018; Yamada, 2015).

Logo abaixo da epiderme e acima do tecido subcutâneo, ou hipoderme, está localizada a derme. Ela tem de 0,3 mm a 4 mm de espessura, divididos nas camadas papilar e reticular.

Oliveira (2012) explica que abaixo da camada basal da epiderme está a derme papilar, rica em células e capilares sanguíneos, fibras nervosas e corpúsculos táteis. Nessa camada está localizada a impressão digital. De acordo com Oliveira (2012), a derme reticular é mais densa e pobre em células, porém rica em elastina, colágeno, fibronectina, histiócitos e líquido intercelular, bem como numerosas células fagocitárias.

A derme profunda é dificilmente diferenciada da camada reticular, penetrando no subcutâneo, e composta por grandes feixes de fibras colágenas.

A junção entre a epiderme e a derme tem uma série de estruturas peculiares, como diversos tipos de colágeno. Essas estruturas sofrem alterações desde o nascimento até o envelhecimento.

A derme contém uma matriz extracelular composta por colágeno e fibras elásticas que fornecem estrutura à pele e são importantes quando há a necessidade de cicatrização de feridas.

Outra característica importante dessa camada da pele é que ela contém um leito capilar, alimentado pelas arteríolas e drenado pelas vênulas, com a presença de capilares linfáticos intercalando essas estruturas.

Os folículos capilares e as glândulas sebáceas e sudoríparas também são revestidas por tecido epitelial, no apoio à regeneração da superfície da pele. Cabe destacar o papel do suor, que auxilia na regulação da temperatura corporal, e do sebo, que contribui para evitar o ressecamento da pele.

3.2 A pele da pessoa idosa

Conforme envelhecemos, nossa pele passa por inúmeras modificações, influenciadas pela genética, pelo ambiente, pelo estilo de vida e por doenças crônicas associadas.

Há uma perda progressiva de características funcionais e estruturais dos componentes teciduais, do epitélio e do tecido conjuntivo, de forma intrínseca, motivada pelo passar do tempo, por fatores genéticos e pelo encurtamento dos telômeros, que influenciam na replicação celular, e de forma extrínseca, causada pelos raios UV e pela produção de radicais livres, produto do metabolismo acelerado, no caso de algumas doenças crônicas (Yamada, 2015).

No entanto, apesar dessas variações individuais, o processo fisiológico do envelhecimento da pele causa algumas mudanças presumidas.

Figura 3.2 – Comparação entre a pele jovem e a pele envelhecida

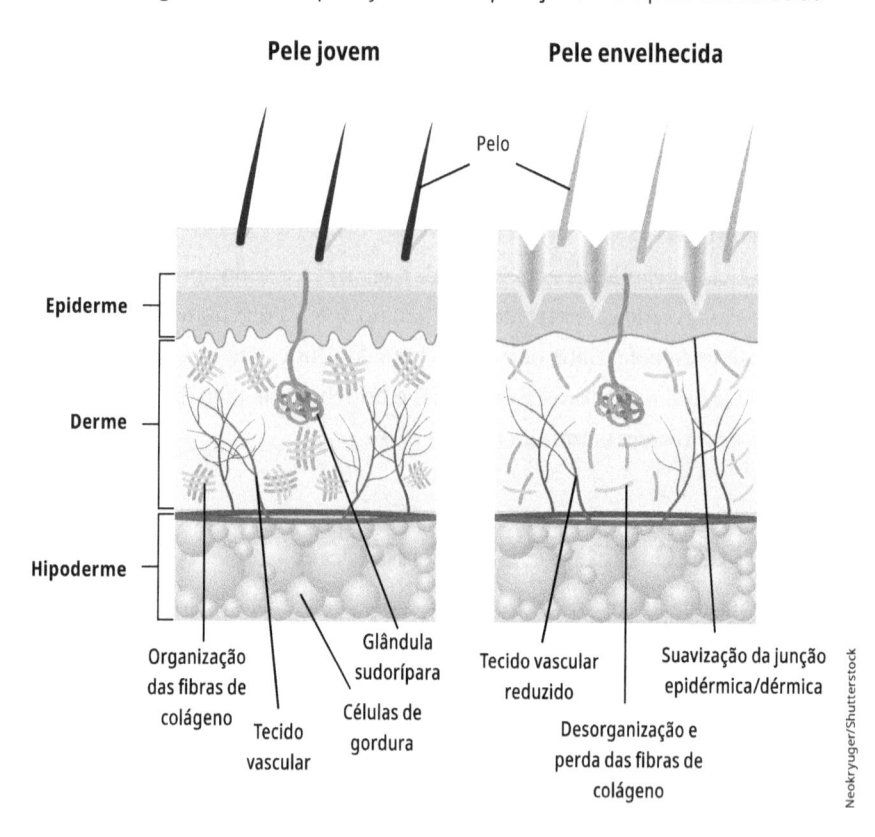

Pele jovem **Pele envelhecida**

Pelo

Epiderme

Derme

Hipoderme

Organização das fibras de colágeno

Tecido vascular

Glândula sudorípara

Células de gordura

Tecido vascular reduzido

Desorganização e perda das fibras de colágeno

Suavização da junção epidérmica/dérmica

Neokryuger/Shutterstock

Com relação a parâmetros morfológicos em pessoas idosas, entre outras alterações, há a redução de 65% a 70% da espessura da pele, a redução de melanócitos, o tempo aumentado para troca epidermal e a perda da produção de células-tronco epidérmicas. Há também alteração na junção dermoepidérmica, limitação da capacidade de divisão celular na derme, perda de gordura subcutânea e redução da circulação sanguínea e da produção de suor. Além disso, com o avanço da idade, ocorre uma redução de 50% da renovação celular da epiderme (Oliveira, 2012).

O pH também se modifica e tende a ficar mais neutro, ou seja, menos ácido, portanto mais suscetível ao crescimento de microrganismos, predispondo a infecções. Contudo, quando há algum problema ou doença na pele, o pH pode subir para níveis acima de 6.

Pode ocorrer também redução na produção de colágeno, que confere tensão à pele, levando, assim, a um maior enrugamento. Outras alterações bioquímicas descritas são a redução da produção de elastina, proteínas presentes na pele que interferem na firmeza e na elasticidade dessa estrutura.

A firmeza e a elasticidade da pele variam no envelhecimento, de acordo com a composição genética, a saúde geral, a exposição ao sol, a rotina de cuidados, entre outros fatores.

A capacidade de percepção acerca da pressão e do leve toque sobre a pele também pode se reduzir, resultando no aumento do limiar da dor. Algumas doenças, porém, podem influenciar nessa percepção, como é o caso da diabete *mellitus*.

As células de Langerhans, que contribuem para a defesa orgânica, também se reduzem, assim como o tecido adiposo subjacente, tornando a pele mais frouxa, evidenciada pela flacidez e pelas áreas de dobras.

Os melanócitos, células produtoras de pigmento, igualmente se reduzem, diminuindo a produção de melanina e, consequentemente, a proteção contra a radiação UV. Logo, as pessoas idosas tornam-se mais expostas e menos protegidas, propícias a manchas e ao câncer de pele.

Existem diferenças entre a pele de homens idosos e a de mulheres idosas, já que o estrogênio contribui para o aumento na produção de colágeno e para a umidade da pele, auxiliando na cicatrização de feridas, enquanto a testosterona estimula a produção de sebo e pelos faciais.

A pele das mulheres costuma ser mais fina e menos oleosa, com maior propensão a rugas, visto que a pele seca e fina está mais sujeita a danos causados pelo sol e pela fumaça do cigarro.

Outra questão importante são as doenças de pele, muito comuns em pessoas idosas, havendo ao menos uma queixa dermatológica em pessoas com 80 anos ou mais (Girondi et al., 2018).

É fundamental, portanto, avaliar a coloração, a umidade, a textura, a espessura, a temperatura, a elasticidade, a mobilidade, o turgor, a sensibilidade e as lesões elementares (Girondi et al., 2018).

3.3 Cuidados com a pele de pessoas idosas

Existem diversos cuidados no que se refere à pele da pessoa idosa, como a prevenção do fotoenvelhecimento, a prevenção do câncer de pele e a prevenção de feridas e lesões na pele.

Em estudo desenvolvido pela Sociedade Brasileira de Dermatologia (SBD) sobre as doenças da pele mais comuns na pessoa idosa, as mais descritas são o câncer de pele, as micoses e o ressecamento, seguidos de alergias, psoríase e manchas (SBD, 2013).

Além dessas condições, há também alta incidência e prevalência de feridas em pessoas idosas, principalmente as acometidas por doenças crônicas (Freitas et al., 2011; Evangelista et al., 2012; Domansky, 2012).

O fotoenvelhecimento resulta, principalmente, de danos ambientais decorrentes da exposição crônica e de longo prazo à radiação solar e à poluição, associadas ao tabagismo, à atividade laboral, a hábitos alimentares e de cuidados com a pele.

A radiação solar de interesse na correlação com a saúde das pessoas corresponde à faixa compreendida entre o ultravioleta (UV) – 100 a 400 nm (nanômetros) –, a luz visível (LV) – 400 a 780 nm – e a infravermelha (IV) – acima de 780 nm –, sendo que a radiação ultravioleta pode ser dividida em: UV-A (315 a 400 nm), UV-B (280 a 315 nm) e UV-C (100 a 280 nm).

Os raios UV têm ação sobre a pele envolvendo reações morfológicas e químicas que podem provocar espessamento na camada espinhosa da epiderme, alterações no DNA dos queratinócitos e reparações na junção dermo-epidérmica, facilitando, assim, o processo de formação do câncer, chamado de *carcinogênese*. A radiação UV, principalmente os raios UV-B, é um potente carcinógeno, pois provoca danos ao DNA.

O aumento da incidência dos cânceres de pele está associado à ação dos raios UV, à redução da camada de ozônio, às mudanças no estilo de vida, com maior exposição ao sol sem proteção, e à longevidade. Ademais, há os fatores fenotípicos, como pele de cor clara e olhos e cabelos claros, tendência ao bronzeamento, presença de sardas e queimaduras e história familiar ou pessoal de câncer de pele (Sgarbi; Carmo; Rosa, 2007).

A radiação UV tem diferentes comprimentos de onda – quanto menor o comprimento da onda, maior a energia da radiação. O estímulo às reações fotoquímicas na pele depende do comprimento da onda e da quantidade de energia recebida ao longo do tempo. O espectro eletromagnético da radiação da luz solar é dividido em 320 a 400 nm para os raios UV-A, 290 a 320 nm para os raios UV-B e 200 a 290 nm para os raios UV-C (Sgarbi; Carmo; Rosa, 2007).

Os raios UV-A compõem cerca de 90% da radiação da luz solar, com baixa quantidade de energia UV e menor comprimento de onda, contribuindo para o envelhecimento precoce e para o ressecamento da pele, visto que provocam pigmentação na superfície externa da pele. Já os raios UV-B têm uma quantidade de energia maior quando comparados aos raios UV-A e apresentam um comprimento de onda menor, causando pigmentação nas camadas profundas da pele, provocando efeitos mais relevantes do que os raios UV-A. Há, portanto, uma relação importante com o fotoenvelhecimento precoce, o ressecamento da pele e o câncer de pele.

Os raios UV-C têm maior risco de causar danos à pele, porém não atravessam a camada de ozônio, conforme observamos na Figura 3.3, que representa os diferentes tipos de radiação UV e sua incidência nas camadas da atmosfera. A troposfera, com vemos na imagem, é a camada mais próxima da Terra (Sgarbi; Carmo; Rosa, 2007).

Figura 3.3 – Infiltração dos raios UV na camada de ozônio

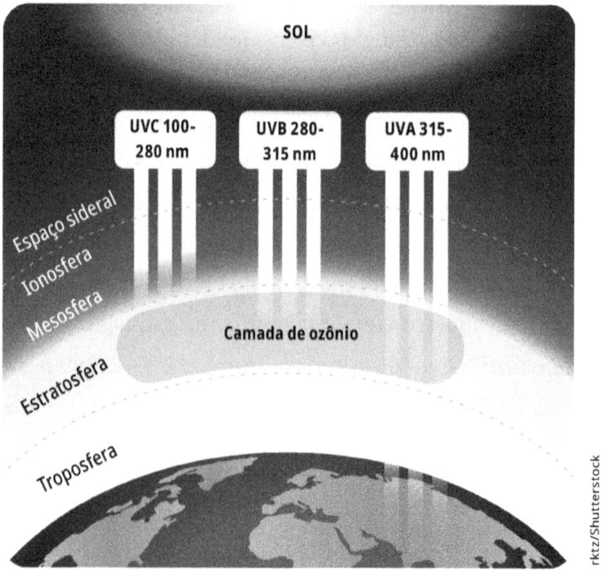

rktz/Shutterstock

As áreas mais expostas, como sabemos, são rosto, pescoço e membros superiores, e as áreas mais protegidas, que comumente não apresentam alterações observáveis, são mamas, axilas, abdome e glúteos. Assim, a pele de um sujeito apresenta diferentes áreas de fotoenvelhecimento.

Algumas medidas são importantes para o cuidado da pele da pessoa idosa e para a fotoproteção, como a exposição adequada à luz solar, para auxílio na síntese de vitamina D, importante para a absorção intestinal do cálcio, fundamental para a saúde óssea e a prevenção da osteoporose, já que exclusivamente pela alimentação não é possível suprir as demandas dos seres humanos. As orientações para exposição solar estão descritas na sequência.

No Brasil, existem diferenças acentuadas em relação ao índice de emissão de raios UV, por isso é importante atentar para esses indicadores em cada região do país, observando que há grande área de insolação. Além disso, a população brasileira é heterogênea e miscigenada, com diferentes respostas em relação à exposição solar.

Recomendações para fotoproteção da pele

1. Não se expor ao sol de forma desprotegida e intencional como fonte de produção de vitamina D ou para suprir sua deficiência.
2. Usar protetor solar com fator de proteção solar (FPS) acima de 30, para pessoas que se expõem ao sol.
3. Usar protetor solar com FPS de no mínimo 30.
4. Pessoas com diagnóstico prévio de câncer de pele, história de câncer de pele na família e maior sensibilidade ao sol devem usar protetores solares com FPS mais alto do que 30.

5. Não se expor ao sol sem o uso adequado de protetor solar. Apesar de ser necessária para promover o equilíbrio dos níveis de vitamina D, essa exposição deve ser monitorada.
6. Evitar exposição solar principalmente entre 10 h e 15 h, horários de maior incidência dos raios UV.
7. Aplicar o protetor solar, em duas camadas, 15 minutos antes da exposição, em quantidade adequada para cada área corporal, reaplicando a cada duas horas.
8. A quantidade adequada pode ser estimada com a regra da colher de chá, sendo aproximadamente uma colher de chá para rosto, cabeça, pescoço, braço e antebraço e duas colheres de chá para tórax, abdome e membros inferiores.

Fonte: Elaborado com base em SBD, 2013.

A fotoproteção não inclui apenas o uso do protetor solar; ela é caracterizada por um conjunto de medidas direcionadas para a prevenção de danos actínicos agudos (eritema, queimadura, bronzeamento) e/ou crônicos (fotoenvelhecimento e câncer de pele).

Essas medidas devem incluir a proteção por meio de coberturas e vidros, do uso de roupas e acessórios, como óculos para sol, chapéus e bonés, da permanência embaixo de áreas de sombras, que podem ser conseguidas com o uso de guarda-sol, preferencialmente com tecidos espessos e escuros, fotoprotetores orais e proteção laboral adequada, bem como a educação para os cuidados com a pele, que deve começar desde a infância e continuar por toda a vida (SBD, 2013).

O câncer de pele é o mais frequente entre as doenças causadas pela exposição solar, cerca de 25% no mundo, segundo a SBD (2013), atingindo muito as pessoas idosas.

Existem dois tipos de câncer de pele: os não melanomas e os melanomas. Os não melanomas mais comuns são o carcinoma de células basais (basocelular) e o carcinoma de células escamosas (espinocelular) e têm baixa letalidade, porém alta incidência. Os fatores risco para essa doença são, principalmente, a exposição continuada e crônica à radiação UV, pele clara e idade acima de 50 anos (SBD, 2013).

O melanoma tem baixa incidência, mas alta letalidade, produzindo mais metástases a distância do que os outros tipos. Esse tipo de câncer tem como fator de risco a exposição à radiação UV de forma aguda e intensa (SBD, 2013). Os melanomas comumente aparecem como uma pinta escura ou sobre uma pinta ou sinal preexistente que pode crescer, mudar de cor ou apresentar sangramento. Esse tipo de câncer de pele acomete pessoas de pele clara, com muitos sinais e histórico familiar próximo acometidos por melanoma.

A pessoa idosa, principalmente de pele clara, olhos ou cabelos claros ou ruivos, com história de queimaduras de sol na infância e na adolescência, história pessoal ou familiar de câncer de pele, com presença de mais de 50 nevos melanocíticos (pintas ou verrugas), que vivem ou viveram em locais com alto índice de UV, estão mais propensas ao diagnóstico de câncer de pele (SBD, 2013).

Assim, uma estratégia importante para evitar a presença do câncer de pele, além da fotoproteção praticada ao longo da vida, conforme descrita anteriormente, deve contemplar exame periódico da pele em casa, olhando com o auxílio do espelho todas as regiões do corpo ou com o auxílio de outra pessoa, e exame clínico anual de toda a pele. É necessário atentar para regiões de difícil visualização, como a sola dos pés, o dorso e o couro cabeludo, além de todas as outras regiões (SBD, 2013).

No exame da pele, pode ser utilizada a regra do ABCDE, em que a letra A corresponde à **a**ssimetria (lesões assimétricas com suspeita de malignidade), a letra B refere-se às **b**ordas (bordas irregulares com suspeita de malignidade), a letra C contempla a **c**or (dois ou mais tons com suspeita de malignidade), a letra D corresponde à **d**imensão (maior de 6 mm com suspeita de malignidade) e a letra E equivale à **e**volução (suspeita-se de lesões que crescem, mudam de cor, sangram, exsudam ou doem).

Na Figura 3.4, vemos um resumo do que deve ser avaliado em relação às alterações anormais na pele e que podem indicar a presença de um câncer de pele. Diante dessas alterações, é preciso encaminhar a pessoa para avaliação médica, preferencialmente para o profissional médico especialista em dermatologia.

Figura 3.4 – Câncer de pele: crescimento anormal das células da pele

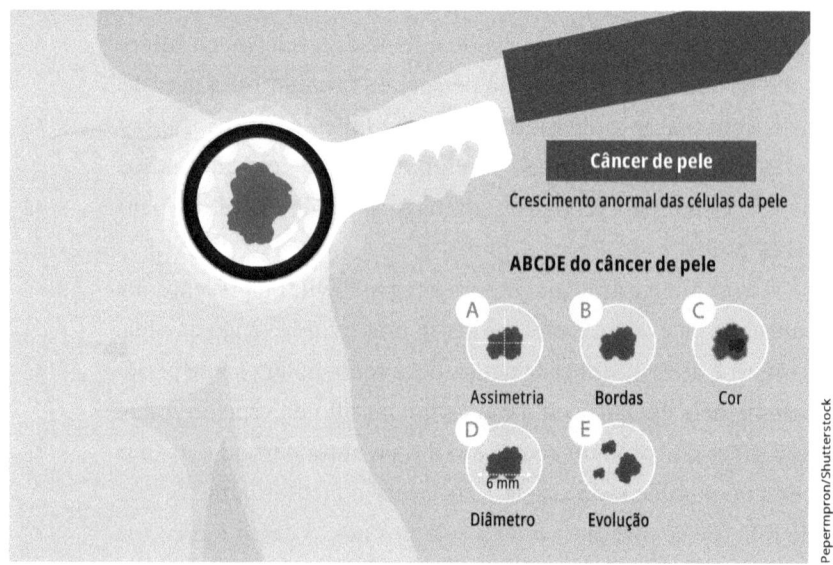

Na percepção de qualquer alteração na regra do ABCDE, a pessoa deve procurar avaliação médica (SBD, 2013).

3.4 Prevenção de feridas em pessoas idosas

Existem feridas mais frequentes na pessoa idosa, como as lesões por pressão (LPs), as lesões por fricção, as lesões causadas por adesivos médicos e a dermatite associada à incontinência (DAI).

3.4.1 Lesões por pressão

As LPs são um dano localizado na pele e/ou nos tecidos moles subjacentes, geralmente sobre uma proeminência óssea ou relacionada ao uso de dispositivo médico ou a outro artefato. A lesão pode se apresentar em pele íntegra ou como úlcera aberta, podendo ser dolorosa (EPUAP; NPIAP; PPPIA, 2019).

As feridas apresentam alto índice de complicações, aumentam os custos relacionados ao cuidado, alteram significativamente a qualidade de vida e ampliam o risco de morte; logo, dialogar a respeito da prevenção desse agravo é importante. Nas pessoas idosas, pode haver maior demora na cicatrização, em virtude de todas as alterações da pele provocadas pelo envelhecimento, já descritas anteriormente.

Os locais mais comuns para sua ocorrência são as proeminências ósseas, como os calcâneos, o trocanter, os maléolos, a região sacra, a região escapular, porém podem ocorrer em qualquer proeminência óssea ou em qualquer local em que haja pressão ou fricção exercida por um dispositivo médico (EPUAP; NPIAP; PPPIA, 2019).

A Figura 3.5 ilustra os locais mais comumente associados a essas lesões.

Figura 3.5 – Áreas com maior risco de ocorrência de lesão por pressão

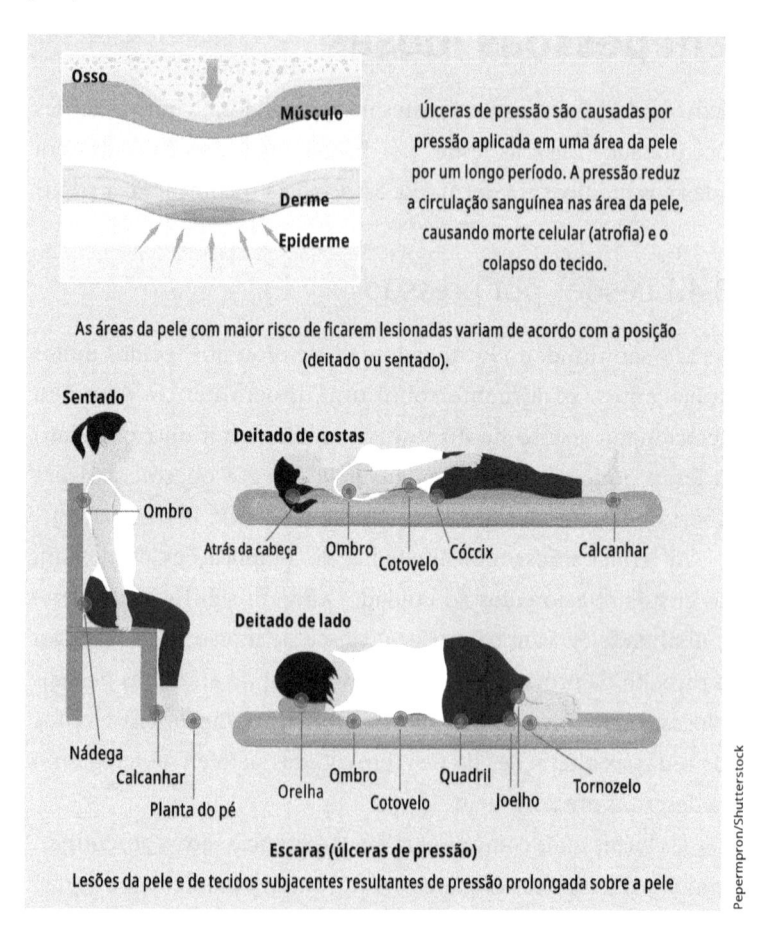

Úlceras de pressão são causadas por pressão aplicada em uma área da pele por um longo período. A pressão reduz a circulação sanguínea nas área da pele, causando morte celular (atrofia) e o colapso do tecido.

As áreas da pele com maior risco de ficarem lesionadas variam de acordo com a posição (deitado ou sentado).

Sentado: Ombro

Deitado de costas: Atrás da cabeça, Ombro, Cotovelo, Cóccix, Calcanhar

Deitado de lado: Nádega, Calcanhar, Planta do pé, Orelha, Ombro, Cotovelo, Quadril, Joelho, Tornozelo

Escaras (úlceras de pressão)
Lesões da pele e de tecidos subjacentes resultantes de pressão prolongada sobre a pele

Pepermpron/Shutterstock

Para a prevenção da LP, recomendamos algumas medidas, como a avaliação diária da pele e do risco de ocorrência desse tipo de lesão, a avaliação e o tratamento nutricional, o reposicionamento no leito a cada duas horas, a mobilização precoce e o uso de superfícies de suporte adequadas na cama e em cadeiras ou macas (EPUAP; NPIAP; PPPIA, 2019).

A Escala de Braden, desenvolvida por Barbara Braden e Nancy Bergstrom, pode ser utilizada para avaliar e prever o risco de ocorrência de LPs. O objetivo dessa escala é auxiliar profissionais da área de saúde, especialmente os enfermeiros, nessa avaliação, bem como no direcionamento de um plano de cuidados adequado, voltado à sua prevenção.

A utilização dessa escala é importante na avaliação inicial da pessoa a fim de identificar o risco para o desenvolvimento de LPs. Com base em seus resultados, é possível elaborar o planejamento da assistência de forma que englobe a prevenção dessas lesões, seu diagnóstico e o tratamento precoce. Os resultados da pontuação da escala orientam na classificação do risco de apresentar LPs em risco muito alto, risco alto, risco moderado, risco baixo e sem risco, de modo que se possa realizar a prescrição de cuidados adequada a cada pessoa (Jansen; Silva; Moura, 2020).

Quadro 3.2 – Escala de Braden (adaptada e validada para uso no Brasil)

Nome do paciente:
Percepção sensorial: capacidade de reagir significativamente à pressão relacionada ao desconforto.
1. Totalmente limitado: não reage (não geme, não se segura a nada, não se esquiva) a estímulo doloroso, devido ao nível de consciência diminuído ou devido à sedação ou capacidade limitada de sentir dor na maior parte do corpo.
2. Muito limitado: somente reage a estímulo doloroso. Não é capaz de comunicar desconforto exceto através de gemido ou agitação. Ou possui alguma deficiência sensorial que limita a capacidade de sentir dor ou desconforto em mais de metade do corpo.

(continua)

(Quadro 3.2 – continuação)

3. Levemente limitado: responde a comando verbal, mas nem sempre é capaz de comunicar o desconforto ou expressar necessidade de ser mudado de posição ou tem um certo grau de deficiência sensorial que limita a capacidade de sentir dor ou desconforto.

4. Nenhuma limitação: responde a comandos verbais. Não tem déficit sensorial que limitaria a capacidade de sentir ou verbalizar dor ou desconforto.

Umidade: nível ao qual a pele é exposta à umidade.

1. Completamente molhada: a pele é mantida molhada quase constantemente por transpiração, urina etc. Umidade é detectada às movimentações do paciente.

2. Muito molhada: a pele está frequentemente, mas nem sempre, molhada. A roupa de cama deve ser trocada pelo menos uma vez por turno.

3. Ocasionalmente molhada: a pele fica, ocasionalmente, molhada requerendo uma troca extra de roupa de cama por dia.

4. Raramente molhada: a pele, geralmente, está seca, a troca de roupa de cama é necessária somente nos intervalos de rotina.

Atividade: grau de atividade física.

1. Acamado: confinado à cama.

2. Confinado à cadeira: a capacidade de andar está severamente limitada ou nula. Não é capaz de sustentar o próprio peso e/ou precisa ser ajudado a se sentar.

3. Anda ocasionalmente: anda ocasionalmente durante o dia, embora distâncias muito curtas, com ou sem ajuda. Passa a maior parte de cada turno na cama ou cadeira.

4. Anda frequentemente: anda fora do quarto pelo menos duas vezes por dia e, dentro do quarto, pelo menos, uma vez a cada duas horas durante as horas em que está acordado.

Mobilidade: capacidade de mudar e controlar a posição do corpo

1. Totalmente imóvel: não faz, nem mesmo, pequenas mudanças na posição do corpo ou extremidades sem ajuda.

2. Bastante limitado: faz pequenas mudanças ocasionais na posição do corpo, ou extremidades, mas é incapaz de fazer mudanças frequentes ou significantes sozinho.

3. Levemente limitado: faz frequentes, embora pequenas, mudanças na posição do corpo, ou extremidades, sem ajuda.

4. Não apresenta limitações: faz importantes e frequentes mudanças sem auxílio.

(Quadro 3.2 – conclusão)

Nutrição: padrão usual de consumo alimentar
1. Muito pobre: nunca come uma refeição completa. Raramente, come mais de um terço do alimento oferecido. Come duas porções, ou menos, de proteína (carnes ou laticínios) por dia. Ingere pouco líquido. Não aceita suplemento alimentar líquido. Ou é mantido em jejum e/ou mantido com dieta líquida ou IVs por mais de cinco dias.
2. Provavelmente inadequado: raramente come uma refeição completa. Geralmente, come cerca de metade do alimento oferecido. Ingestão de proteína inclui somente três porções de carne ou laticínios por dia. Ocasionalmente, aceitará um suplemento alimentar ou recebe abaixo da quantidade satisfatória de dieta líquida ou alimentação por sonda.
3. Adequado: Come mais da metade da maioria das refeições. Come um total de 4 porções de alimento rico em proteína (carne e laticínios) todo dia. Ocasionalmente recusará uma refeição, mas geralmente aceitará um complemento oferecido. Ou é alimentado por sonda ou regime de nutrição parenteral total, o qual provavelmente satisfaz a maior parte das necessidades nutricionais
4. Excelente: Come a maior parte de cada refeição. Nunca recusa uma refeição. Geralmente ingere um total de 4 ou mais porções de carne e laticínios. Ocasionalmente come entre as refeições. Não requer suplemento alimentar.
Fricção e cisalhamento
1. Problema: requer assistência moderada à máxima para se mover. É impossível levantá-lo ou erguê-lo completamente, sem que haja atrito da pele com o lençol. Frequentemente, escorrega na cama ou na cadeira, necessitando frequentes ajustes de posição com o máximo de assistência. Espasticidade, contratura ou agitação leva a quase constante fricção.
2. Problema em potencial: move-se, mas sem vigor ou requer mínima assistência. Durante o movimento, provavelmente, ocorre um certo atrito da pele com o lençol, cadeira ou outros. Na maior parte do tempo, mantém posição relativamente boa na cama ou na cadeira, mas, ocasionalmente, escorrega.
3. Nenhum problema: move-se sozinho na cama ou cadeira e tem suficiente força muscular para erguer-se completamente durante o movimento. Sempre mantém boa posição na cama ou cadeira
Pontuação Total
Risco muito alto: 6 a 9
Risco alto: 10 a 12
Risco moderado: 13 a 14
Risco baixo: 15 a 18
Sem risco: 19 a 23

Fonte: Paranhos: Santos, 1999.

As pessoas com mobilidade limitada têm mais risco em razão do alto potencial de atrito e cisalhamento nas relações de cuidado e do impacto das alterações na perfusão, na circulação e na oxigenação, que aumentam o risco para LP. Também o impacto da pele muito úmida e do aumento da temperatura corporal, bem como as alterações na percepção sensorial, no estado geral e na saúde mental, somados ao uso de dispositivos médicos, como sondas tubos, drenos e cateteres, aumentam o risco de lesão por pressão (EPUAP; NPIAP; PPPIA, 2019).

Como fatores de risco adicionais, podemos citar internação em terapia intensiva, uso de ventilação mecânica e uso de vasopressores. Salientamos que, apesar de existirem várias recomendações para a prevenção de LPs, existem peculiaridades no contexto hospitalar e no contexto domiciliar (EPUAP; NPIAP; PPPIA, 2019).

A seguir, apresentamos alguns cuidados para a prevenção das LPs.

Prevenção das lesões por pressão (LPs)

1. Reposicionar a pessoa sob risco de LP em horário individualizado, determinando a frequência de acordo com o nível de atividade, mobilidade e habilidade no reposicionamento (considerar tolerância individual, condição clínica, objetivos do tratamento, conforto e dor).
2. Reposicionar de tal maneira que a carga ideal de todas as proeminências ósseas tenha redistribuição da pressão periodicamente.

3. Ao reposicionar em decúbito lateral, ficar a 30°, de preferência a 90°, mantendo a cabeça o mais plana possível.
4. Promover a posição sentado fora da cama, se apropriado.
5. Avaliar a pele de forma abrangente diariamente.
6. Manter a pele limpa e hidratada, preferencialmente com emolientes.
7. Limpar a pele imediatamente após episódios de incontinência.
8. Evitar o uso de sabonete e produtos de limpeza alcalinos.
9. Proteger a pele da umidade com um produto formador de barreira.
10. Evitar esfregar vigorosamente a pele.
11. Usar produtos de incontinência de alta absorção.
12. Usar coberturas multicamadas de silicone macio para a proteção da pele em indivíduos sob risco.

Fonte: Elaborado com base em EPUAP; NPIAP; PPPIA, 2019.

A Resolução n. 283, de 26 de setembro de 2005, da Agência Nacional de Vigilância Sanitária (Anvisa), recomenda a produção de indicadores mensais sobre a taxa de prevalência das lesões de pele em idosos residentes em instituições de longa permanência para idosos (ILPIs), reforçando esse indicador como preditivo de qualidade assistencial (Anvisa, 2005).

3.4.2 Lesões por fricção

As lesões por fricção restringem-se à derme e estão relacionadas com a fragilidade da pele e o trauma mecânico, sendo muito comuns em pessoas idosas com maior nível de fragilidade e dependência (Peres; Strazzieri-Pulido, 2012). A tensão que possa existir quando a pele retrai, atrita ou se choca com algum objeto, como uma cadeira ou a superfície do leito, pode provocar a separação entre as camadas da pele, causando feridas de espessura parcial ou total (Girondi et al., 2018).

Os fatores de risco para essas lesões são a idade, o nível de mobilidade, de hidratação, de dependência, de alterações cognitivas e sensoriais, a polifarmácia e a deficiência visual, entre outros (Girondi et al., 2018).

Além da inspeção diária da pele e da avaliação de risco para sua ocorrência, recomenda-se a implantação de um protocolo de prevenção que deve considerar um ambiente seguro, com iluminação adequada e área segura para movimentação, evitando-se traumas na pele. Também é importante proteger áreas frágeis da pele com roupas e/ou coberturas especiais com espumas ou camada de contato de silicone e usar forros ou lençóis para movimentação de pessoas com mobilidade reduzida. Ações que minimizem o trauma e as forças de fricção e de cisalhamento, como o uso de coxins e travesseiros adequados, são bem-vindas. Evitar autolesões, como as provocadas pelas unhas da pessoa ou prurido, e ter cuidado ao remover adesivos da pele são atitudes importantes que fazem a diferença, bem como preferir curativos com ataduras, redes elásticas ou malhas tubulares (Peres; Strazzieri-Pulido, 2012).

Além disso, devem ser adotadas medidas para evitar o ressecamento da pele, como usar sabonetes com pH balanceado, evitar banhos quentes e prolongados, utilizar banhos sem enxágue prontos para uso, manter a pele hidratada com umectantes ou hidratantes nas áreas ressecadas e evitar fricção e cisalhamento (Peres; Strazzieri-Pulido, 2012).

As lesões por fricção podem ser classificadas pelo Sistema de Classificação Star – Lesão por Fricção, de acordo com Pulido (2010), da seguinte forma:

- **Categoria 1a**: lesões cujo retalho de pele pode ser realinhado à posição anatômica normal sem que seja exercida tensão excessiva, desde que a coloração da pele ou do retalho não se apresente pálida, opaca ou escurecida.

- **Categoria 1b**: lesões cujo retalho cutâneo pode ser realinhado à posição anatômica normal sem que seja exercida tensão excessiva, mas com a coloração da pele ou do retalho pálida, opaca ou escurecida.

- **Categoria 2a**: retalho de pele não pode ser realinhado à posição anatômica normal sem que seja necessária tensão excessiva, e a cor da pele ou do retalho não se apresenta pálida, opaca ou escurecida.

- **Categoria 2b**: o retalho de pele não pode ser realinhado à posição anatômica normal sem que seja exercida tensão excessiva, e a cor da pele ou do retalho é pálida, opaca ou escurecida.

- **Categoria 3**: retalho de pele está completamente ausente e, por esse motivo, não pode ser realinhado.

Na Figura 3.6, observamos exemplos dessas lesões.

Figura 3.6 – Exemplos de tipos de lesões por fricção

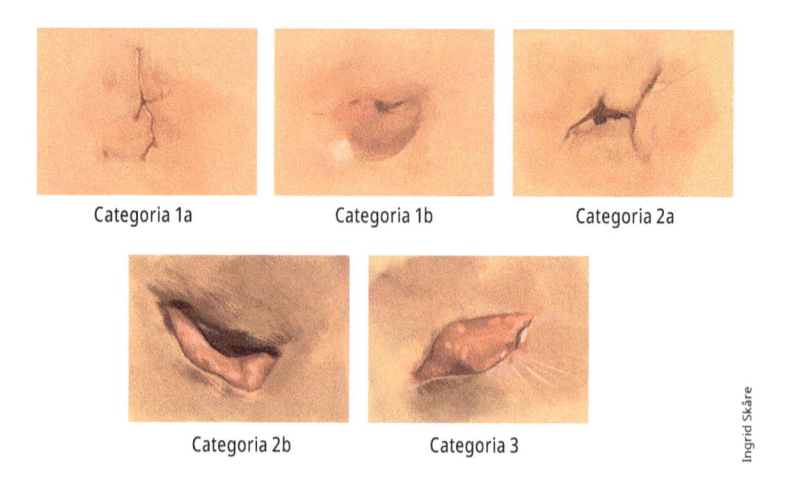

Categoria 1a   Categoria 1b   Categoria 2a

Categoria 2b   Categoria 3

Ingrid Skåre

3.4.3 Dermatite associada à incontinência

A dermatite associada à incontinência (DAI) é uma manifestação na pele relacionada à umidade, mais comum em pessoas com incontinência urinária e/ou fecal, cuja consequência é a inflamação da pele perianal, perigenital e adjacências (Peres; Strazzieri-Pulido, 2012).

Para sua prevenção, recomendam-se a limpeza suave e sem fricção e o uso de sabonete com pH semelhante ao da pele ou limpadores de pele industrializados. Também é importante usar toalhas macias para secar a pele ou fraldas absorventes de boa qualidade.

Por fim, é necessário avaliar diariamente a pele e utilizar regularmente emolientes, sem friccionar, e protetores para a pele, como os protetores à base de copolímero de acrílico (Chimentão; Domansky, 2012).

Existem diversos tipos de protetores para a pele, como as películas líquidas protetoras em *spray*, os lenços com dimeticona e os cremes e pomadas com óxido de zinco. Convém, entretanto, considerar as vantagens e as desvantagens de cada método, como o aumento da umidade local e a dificuldade para remoção, que podem contribuir para lesões na pele (Chimentão; Domansky, 2012).

Para saber mais

Para aprofundamento do tema, recomendamos a leitura de três importantes documentos, listados a seguir.

Guia de melhores práticas para prevenção e gerenciamento do cuidado de lesões por fricção em pele envelhecida, já traduzido para a língua portuguesa:

LEBLANC, K. et al. **Best Practice Recommendations for the Prevention and Management of Skin Tears in Aged Skin**. London, UK: Wounds International, 2018. Disponível em: <https://sobest.com.br/wp-content/uploads/2020/10/ISTAP-BPR-2018-.pdf>. Acesso em: 17 nov. 2023.

Guia com as diretrizes para prevenção e tratamento das lesões por pressão, em sua edição do ano de 2019:

SCHAPER, N. C. et al. **Diretrizes práticas do IWGDF sobre a prevenção e o tratamento de pé diabético**. Tradução de Flavia Pinheiro Zanotto. Holanda: IWGDF, 2019. Disponível em: <https://iwgdfguidelines.org/wp-content/uploads/2020/12/Brazilian-Portuguese-translation-IWGDF-Guidelines-2019.pdf>. Acesso em: 17 nov. 2023.

Guia sobre os cuidados com a dermatite associada à incontinência:

SOKEM, J. A. dos S.; BERGAMASCHI, F. P. R.; WATANABE, E. A. M. T. **Guia educativo para o cuidado ao cliente adulto com lesão por pressão e dermatite associada à incontinência**: subsídios para atividades educativas. Dourados, MS: UEMS, 2018. Disponível em: <https://sobest.com.br/wp-content/uploads/2020/10/Guia-LP-e-DAI_Jaqueline-Sokem-2018.pdf >. Acesso em: 21 nov. 2023.

3.5 A incontinência urinária em pessoas idosas

Pessoas idosas com incontinência urinária (IU) ou com incontinência anal (IA), ou fecal, merecem atenção especial por diversos motivos. Mudanças fisiológicas decorrentes do envelhecer podem tornar mais comum a ocorrência desses eventos e podem, ou não, estar associadas a outras comorbidades, como mobilidade reduzida, cognição prejudicada e fragilidade. Esses eventos podem apresentar-se de forma única (IU ou IA) ou de forma combinada (Santos; Santos, 2009).

No entanto, ressaltamos que, apesar de essas incontinências estarem muito relacionadas à idade avançada e à baixa funcionalidade, existe grande prevalência desses agravos em adultos e idosos com funcionalidade preservada, que buscam alternativas caseiras para a contenção dos efluentes, por vezes sem mencionar sinais e sintomas a ninguém. Assim, observamos, também, uma baixa investigação a respeito dessas ocorrências pelos profissionais da área da saúde, associada à pouca expressão de queixas e de sinais e sintomas que envolvem as perdas urinária e anal, o que, certamente, dificulta o estabelecimento de ações voltadas para sua prevenção e controle (Santos; Santos, 2009).

Apesar de sua alta incidência em pessoas idosas, as disfunções miccionais como a IU são subnotificadas, pois a minoria não refere sua ocorrência na avaliação clínica por ter vergonha ou por considerá-la normal no processo de envelhecimento (Brasil, 2007).

Em revisão de literatura sobre o cenário das disfunções miccionais no Brasil, Assis et al. (2022) encontraram 104 publicações. Desse total, 42 mencionavam o percentual desses agravos e 12 apresentavam um estudo sobre a população idosa, indicando 29,4% de ocorrência da IU nessa população. Como estratégias de enfermagem para a prevenção da IU, os autores apontam a reabilitação do assoalho pélvico e o treinamento muscular, além da prática de atividades preventivas e da capacitação de profissionais da saúde. Os autores também mencionam que a epidemiologia dessas disfunções é muito prejudicada em razão do baixo número de estudos de base populacional.

Dessa forma, é fundamental compreender que o enfermeiro, em especial, detém competências para a educação em saúde a fim de orientar sobre a importância de medidas comportamentais que auxiliem na prevenção e no tratamento da IU, incluindo o empenho na melhoria das condições de saúde controláveis, como as doenças respiratórias e a diabetes *mellitus,* e as condições modificáveis, como o tabagismo e a obesidade, inclusive contando com o respaldo do Conselho Federal de Enfermagem (Cofen) para a atuação nessa área (Cofen, 2016).

Santos e Santos (2009) alertam para a alteração na qualidade de vida de pessoas idosas como uma das consequências das incontinências, seja urinária, seja anal, uma vez que podem levar ao isolamento social, conduzir a internações, principalmente em pessoas idosas residentes em ILPIs.

Embora as incontinências urinária e anal sejam as mais comuns, pessoas idosas podem apresentar diversas disfunções relacionadas a eliminações, como retenção urinária, infecção do trato urinário, motilidade gastrointestinal disfuncional, constipação intestinal e diarreia. Nesse sentido, a avaliação da ingestão de alimentos e de líquidos e do padrão das eliminações deve ser constante.

A incontinência urinária (IU) é um sintoma de armazenamento definido como queixa de qualquer perda involuntária de urina. É classificada em incontinência de esforço, incontinência de urgência, incontinência mista, incontinência urinária total, enurese noturna, perda urinária pós-miccional e extrauretra, incontinência urinária por retenção, incontinência urinária contínua, insensível, durante o coito e incontinência urinária por disfunção neurológica (Abrams et al., 2017).

A International Continence Society (ICS) define a IU como toda queixa ou observação de perda de urina de maneira involuntária (Abrams et al., 2017).

No Quadro 3.3, listamos alguns conceitos sobre os tipos de IU.

Quadro 3.3 – Tipos de incontinência urinária (IU)

Tipo de IU	Conceito	Fatores relacionados	Condições associadas
IU de esforço	Perda repentina de urina com atividades que aumentam a pressão intra-abdominal.	Enfraquecimento da musculatura do assoalho pélvico.	Aumento da pressão intra-abdominal. Deficiência intrínseca do esfíncter uretral. Mudanças degenerativas da musculatura do assoalho pélvico.
IU de urgência	Perda involuntária de urina que ocorre imediatamente após uma forte sensação de urgência para urinar.	Consumo de álcool. Hábitos de higiene íntima ineficazes. Impactação fecal. Ingestão de cafeína. Relaxamento involuntário do esfíncter.	Capacidade vesical reduzida. Contratilidade da bexiga prejudicada. Hiperatividade do detrusor com contratilidade da bexiga prejudicada. Infecção na bexiga.
IU funcional	Incapacidade da pessoa, que é geralmente continente, de alcançar o banheiro a tempo de evitar a perda não intencional de urina.	Alteração em fator ambiental. Enfraquecimento das estruturas de suporte pélvico.	Alteração na função cognitiva. Prejuízo neuromuscular. Transtorno psicológico. Visão prejudicada.
IU por transbordamento	Perda involuntária de urina associada à distensão excessiva da bexiga.	Impactação fecal.	Dissinergia detrusor/esfíncter externo. Hipocontratilidade do detrusor. Obstrução da uretra. Obstrução do colo da bexiga. Prolapso pélvico grande. Regime de tratamento.

(continua)

(Quadro 3.3 – conclusão)

Tipo de IU	Conceito	Fatores relacionados	Condições associadas
IU reflexa	Perda involuntária de urina a intervalos de certa forma previsíveis, quando um determinado volume na bexiga é atingido.	–	Dano tecidual. Prejuízo neurológico acima do nível do centro da micção sacral. Prejuízo neurológico acima do nível do centro pontinho da micção.

Fonte: Elaborado com base em Herdman; Kamitsuru, 2018, p. 187-193.

3.5.1 Causas da incontinência urinária

A IU pode ser transitória, ou reversível, e crônica, ou estabelecida. A IU transitória, ou reversível, é a perda de urina involuntária e desencadeada por questões psicogênicas, medicamentos ou de forma orgânica, cessando ou melhorando após o controle do fator que a desencadeou. Como exemplos, podemos citar a ingestão hídrica excessiva, as infeções, a constipação intestinal crônica, as alterações na locomoção e a depressão (Reis et al., 2003). A IU crônica, ou estabelecida, é causada por problema persistente que afeta nervos ou músculos; pode ter aparecimento súbito, apresentando quadro agudo, ou desenvolver-se gradualmente, sem se conhecer a causa que a precipita, evoluindo com o envelhecimento.

Embora muitas das causas da IU transitória estejam fora do trato urinário, o risco aumenta com as mudanças fisiológicas do trato urinário baixo decorrentes do envelhecimento ou de lesões causadas por condições patológicas. Caso essas condições não sejam tratadas, a IU pode tornar-se persistente ou perene.

A Secretaria de Estado da Saúde do Paraná, na publicação *Linha guia da saúde do idoso*, cita uma regra mnemônica para descrever as causas da IU transitória: o acrônimo DIURAMID. Essas causas, listadas no Quadro 3.4, devem ser investigadas (Paraná, 2018b).

Quadro 3.4 – Principais causas da IU transitória

D	*Delirium*
I	Infecção urinária
U	Uretrite e vaginite atrófica
R	Restrição da mobilidade
A	Aumento do débito urinário
M	Medicamentos
I	Impactação fecal
D	Distúrbios psíquicos

Fonte: Elaborado com base em Paraná 2018b, p. 56.

A referida publicação descreve essas causas da seguinte forma:

Delirium: estado confusional agudo de origem multifatorial, mas sempre reversível e associado a uma causa clínica como pneumonia, infecção urinária, impactação fecal etc.

Infecção urinária: associada à irritação do trato urinário pela infecção, frequente nos idosos e nem sempre relacionada à sintomatologia miccional.

Uretrite e vaginite atrófica: a deficiência estrogênica na menopausa prejudica a fisiologia dos tecidos do trato gênito-urinário, levando a IU, urgência e disúria.

Restrição da mobilidade: limita o acesso ao banheiro. Pode resultar de diferentes causas tratáveis como distúrbios do sistema musculoesquelético, descondicionamento físico e hipotensão postural.

Aumento de débito urinário: ingestão excessiva de líquidos, hiperglicemia, distúrbios metabólicos (hipercalciúria), insuficiência cardíaca (nictúria patológica).

Medicamentos: são as causas mais comuns de IU e a precipitam por diversos mecanismos. Entre os fármacos que podem levar à IU, os de uso mais comum são os diuréticos (principalmente furosemida), haloperidol, diazepam, amitriptilina e os betabloqueadores. Além disso, o álcool e a cafeína também predispõem à IU.

Impactação fecal: a impactação fecal tem um efeito irritativo sobre a bexiga e também obstrutivo, dificultando a passagem da urina através da uretra, causando IU.

Distúrbios psíquicos: a depressão pode levar à perda do interesse, inclusive para a micção. (Paraná, 2018b, p. 56, grifo do original)

Algumas causas da IU são agudas e reversíveis, como o enfraquecimento do assoalho pélvico, o delírio, a retenção urinária, a depressão, algumas infecções e o uso de medicamentos. Outras causas, no entanto, são irreversíveis, como as provocadas por lesões na medula, como em alguns casos de paraplegia e nos casos de tetraplegia, na esclerose múltipla ou em disfunções nos músculos responsáveis pela micção.

Entre os homens, as alterações miccionais têm como principal causa o aumento da próstata. Nas mulheres, a principal alteração é a redução da pressão máxima de fechamento uretral e, em seguida, os partos. Há outras secundárias, que podem acometer ambos os sexos, como cirurgias, tabagismo, obesidade, disfunções neurológicas, redução da vascularização e hipotrofia dos tecidos. Algumas alterações ocorrem em homens e mulheres e incluem a redução da contração (Brasil, 2007).

Algumas perguntas podem auxiliar na avaliação da IU: Como ocorre a perda? Quando e há quanto tempo ocorre? Quantas vezes ela ocorre durante o dia ou à noite? A perda se tornou um problema? Você fica molhado? Há consciência de ter de urinar antes do escape? Você usa fraldas ou outros meios para conter a urina? Evita encontros sociais em razão da perda? Há perdas quando espirra, tosse ou faz força? Tem infecção urinária? Há incontinência quando você corre? Há incontinência quando você está sentado ou parado? Apresenta constipação intestinal? Faz tratamento para isso? Já fez ou faz exercícios para fortalecimento do assoalho pélvico? A quais cirurgias foi submetido? Quais medicamentos usa? Toma café? Ingere bebidas alcóolicas? Fuma? Tem outro sintoma?

Essas perguntas podem ser feitas para reconhecer hábitos correlacionados à perda urinária, já que a pessoa pode ter dificuldade em narrar espontaneamente seus hábitos. Por exemplo, se a perda urinária se tornou um problema, alterando bastante a qualidade de vida e dificultando as saídas de casa e os encontros sociais, ou se a pessoa fica molhada, isso é indício de que a quantidade de urina perdida é substancial e é fator de risco para fragilização. Assim, deve ser tratada e acompanhada pelo enfermeiro e pela equipe interdisciplinar.

Associado a essas perguntas, o uso do diário miccional é uma recomendação. No documento, fornecido para a pessoa idosa e/ou seu cuidador, deve ser feito o registro diário do horário em que houve a micção espontânea, o horário em que houve a perda, descrevendo se a pessoa ficou com a roupa íntima úmida ou molhada, bem como a quantidade e o tipo de bebidas ingeridas. Existem também aplicativos nos *smartphones* que oferecem um modelo de diário miccional.

Nos *Cadernos de Atenção Básica*, editados pelo Ministério da Saúde (Brasil, 2007), nos anexos destinados à avaliação funcional, há referência ao instrumento de Medida da Independência Funcional (MIF), que propõe a verificação do desempenho na execução de tarefas que incluem, entre outras categorias, o controle dos esfíncteres. Esse instrumento avalia diversas situações que refletem a incapacidade da pessoa idosa, como aspectos motores, cognitivos e sociais, como a higiene pessoal, a alimentação, a capacidade de tomar banho e de vestir-se, e contempla a avaliação sobre o uso do vaso sanitário e o controle urinário.

Salientamos, entretanto, que esse instrumento avalia se a pessoa utiliza o vaso sanitário ou tem controle dos esfíncteres e, por meio de um algoritmo, auxilia na verificação da necessidade de assistência, que pode ser mínima, moderada, máxima ou total, não avaliando o impacto desse agravo na qualidade de vida.

As estratégias para o cuidado com a pessoa com IU variam conforme sua etiologia, podendo ser conservadoras, medicamentosas ou até mesmo cirúrgicas, dependendo da etiologia do agravo.

No tratamento conservador, devemos destacar a importância de listar todos os medicamentos utilizados pela pessoa, na tentativa de verificar alguma influência na perda urinária. Ressaltamos a importância de orientar a pessoa idosa para que evite a ingestão de líquidos horas antes de dormir, bem como os exercícios para fortalecimento do assoalho pélvico.

A musculatura que compõe o assoalho pélvico serve para sustentar os órgãos da pelve e manter as funções fisiológicas relacionadas ao armazenamento e à eliminação de todos os produtos de excreção do reto e da bexiga. Esses músculos são chamados de *músculos do assoalho pélvico* (MAP). Os exercícios para fortalecimento dos MAP são eficazes, visto que contribuem para redução da perda involuntária de urina e para o aumento da força muscular (Assis; Silva; Martins, 2021).

Em cartilha publicada pela Sociedade Brasileira de Estomaterapia (Sobest) sobre a prevenção e o tratamento da IU feminina, Assis et al. (2020) orientam o treinamento do assoalho pélvico da seguinte maneira: deitar-se ou sentar-se em local tranquilo, em posição confortável, relaxando e respirando de forma tranquila, com a atenção voltada para a região no ânus; então, contrair o ânus para dentro como se quisesse segurar os flatos, sem usar o abdômen, as coxas ou as nádegas; depois, soltar a musculatura, percebendo um movimento de relaxamento. Esse exercício de contração e de relaxamento deve ser repetido por dez vezes seguidas, fazendo-se de três a cinco séries ao dia (Assis et al., 2020).

Além disso, as mulheres devem ser orientadas com relação à modificação das medicações que possam exacerbar a IU, como antidepressivos tricíclicos, antiepiléticos, antiespasmódicos e benzodiazepínicos. É importante também reduzir o consumo de bebidas que contenham cafeína, a qual tem um potencial irritante para a bexiga e, por ter ação diurética, pode estimular a eliminação de maior quantidade de urina, aumentando ainda as contrações vesicais, o que pode contribuir para a IU de urgência.

Outras orientações relevantes referem-se ao tratamento/exclusão da infecção urinária, à redução de peso, à micção programada (a cada três horas ou conforme análise do diário miccional), ao uso racional de absorventes ou fraldas e à utilização de cones e pessários vaginais (Rhoden et al., 2009).

Por fim, enfatizamos que a IU em pessoas idosas é considerada uma síndrome geriátrica, na medida em que é altamente prevalente, associando-se a desfechos desfavoráveis, afetando a independência e ainda, indiretamente, a mobilidade, limitando a participação social (Paraná, 2018a).

A seguir, abordaremos algumas características da incontinência intestinal, bem como fatores e condições que possam estar relacionados à sua ocorrência.

3.5.2 Alterações dos hábitos intestinais

A incontinência fecal é a incapacidade de manter o controle do conteúdo intestinal fisiologicamente, em tempo e local socialmente adequados, ou seja, a eliminação de fezes torna-se involuntária. O termo *incontinência anal* (IA) engloba tanto a perda de fezes como de gases de forma involuntária. A ocorrência da incontinência urinária e da fecal/anal é considerada incontinência dupla (Barbosa; Dias; Pereira, 2007).

Essa ocorrência, por vezes, não é relatada pelas pessoas idosas, nem mesmo investigada pelos profissionais de saúde, o que pode contribuir para que a pessoa considere esse agravo como parte do processo natural do envelhecimento (Barbosa; Dias; Pereira, 2007), mesmo alterando a qualidade de vida. Assim, é fundamental, no histórico de enfermagem, investigar o padrão evacuatório.

Para a investigação do hábito evacuatório, o enfermeiro pode lançar mão de algumas perguntas que devem ser incorporadas na elaboração do histórico de enfermagem. Essas perguntas devem estar voltadas, por exemplo, para a frequência das evacuações, considerando-se quantos dias consecutivos a pessoa costuma ficar sem evacuar, se utiliza algum medicamento ou alguma estratégia para auxiliar na evacuação, se faz esforço para evacuar, qual é a consistência das fezes, se após a evacuação há a sensação de que ainda existem fezes para serem eliminadas, se alguma vez precisou utilizar algum dos dedos ao redor do ânus para auxiliar nas evacuações, se já sentiu que havia alguma obstrução para a saída das fezes, se precisou correr ao banheiro pela urgência de evacuar, se já perdeu fezes e qual a frequência dessas perdas. Não há um parâmetro nas respostas para essas perguntas, mas elas auxiliam no conhecimento dos hábitos intestinais (Domansky, 2009).

Quadro 3.5 – Incontinência intestinal

Conceito	Características definidoras	Fatores relacionados	Condições relacionadas
Eliminação involuntária de fezes	Desatenção à urgência para evacuar. Eliminação constante de fezes amolecidas. Incapacidade de expelir fezes formadas, apesar de reconhecer que o reto está preenchido. Incapacidade de reconhecer o preenchimento retal. Incapacidade para retardar a evacuação. Manchas de fezes. Não reconhecimento da urgência para evacuar. Urgência intestinal.	Abuso de laxantes. Dificuldade no autocuidado para a higiene íntima. Diminuição geral do tônus muscular. Estressores. Esvaziamento intestinal incompleto. Fator ambiental. Hábitos alimentares inadequados. Imobilidade.	Agente farmacêutico. Alteração da função cognitiva. Anormalidade do esfíncter retal. Aumento anormal da pressão abdominal. Aumento anormal da pressão intestinal. Capacidade do reservatório prejudicada. Diarreia crônica. Esfíncter retal disfuncional. Impactação. Lesão colorretal. Lesão em nervo motor inferior. Lesão em nervo motor superior.

Fonte: Elaborado com base em Herdman; Kamitsuru, 2018, p. 202.

Além da incontinência intestinal, podem ser observadas outras alterações referentes aos hábitos intestinais, como a constipação, caracterizada pela diminuição da frequência normal da evacuação, acompanhada por eliminação difícil ou incompleta de fezes e/ou eliminação de fezes excessivamente duras e secas.

Fatores como o abuso de laxantes, alterações nos hábitos alimentares, medicamentos, falta de ingestão adequada de líquidos, transtornos emocionais, desidratação, entre outros, podem estar relacionados à ocorrência da constipação, que deve ser avaliada (Herdman; Kamitsuru, 2018).

Segundo a taxonomia da North American Nursing Diagnosis (Nanda), entre os diagnósticos de enfermagem ligados à função intestinal estão a constipação, o risco de constipação, a constipação percebida, a constipação funcional crônica, o risco de constipação funcional crônica, a diarreia e a incontinência intestinal (Herdman; Kamitsuru, 2018).

As intervenções de enfermagem podem ser feitas de forma a contribuir para o cuidado às pessoas com incontinência fecal, porém é preciso avaliar cada caso individualmente para estabelecer metas específicas.

Algumas dessas intervenções são: estruturar um programa de reeducação intestinal de modo que possam ser combinados horários regulares para cada evacuação, avaliar o perfil da alimentação ingerida e promover medidas de proteção à pele, em caso de episódios constantes de incontinência fecal, por exemplo, com o uso de cremes formadores de barreira e películas protetoras para a pele. Também é essencial estruturar um programa de exercícios para fortalecimento do assoalho pélvico, higienizar a pele imediatamente após os episódios de incontinência, oferecer apoio emocional, identificar a percepção da pessoa em relação a essa condição de saúde e, principalmente, estimular o sujeito a verbalizar seus receios e expectativas em relação a essa ocorrência.

Para saber mais

Para aprofundar o conhecimento sobre a incontinência urinária em pessoas idosas, sua prevenção, seu tratamento e as ações do enfermeiro no trato desse agravo, recomendamos:

A leitura do protocolo criado pelas enfermeiras Gisela M. Assis, Marta L. Goulart, Ana Carolina S. Nunes e Franciele F. de Oliveira para avaliação e treinamento da musculatura do assoalho pélvico em mulheres com IU em uma cartilha publicada em parceria com a Sobest.

ASSIS, G. M. et al. **Prevenindo e tratando a incontinência urinária feminina**. Taubaté: Casa Cultura, 2020. Disponível em: <https://sobest.com.br/wp-content/uploads/2020/11/Cartilha-Sobest-Incontinencia.pdf>. Acesso em: 17 nov. 2023.

O acompanhamento do trabalho do Instituto Fluir nas redes sociais, instituição criada por enfermeiros e que aborda diversas intervenções nas disfunções miccionais.

INSTITUTO FLUIR. Disponível em: <https://www.youtube.com/@institutofluir8298>. Acesso em: 17 nov. 2023.

A leitura do artigo indicado a seguir, que apresenta o relato de experiência profissional em um ambulatório do Sistema Único de Saúde (SUS).

ASSIS, G. M.; SILVA, C. P. C. da; MARTINS, G. Proposta de protocolo de avaliação e treinamento da musculatura do assoalho pélvico para atendimento à mulher com incontinência urinária. **Revista da Escola de Enfermagem da USP**, v. 55, e03705, 2021. Disponível em: <https://www.scielo.br/j/reeusp/a/RThjy4rJzYstdZg5NdWbf8F/?format=pdf&lang=pt>. Acesso em: 26 ago. 2023.

Síntese

Neste capítulo, abordamos a anatomia e a fisiologia da pele, os componentes da pele e suas funções, as especificidades da pele das pessoas idosas, os cuidados com a pele e a prevenção de feridas nessa população específica.

Além disso, tratamos da incontinência urinária (IU) e da incontinência anal (IA), bem como dos efeitos dessas condições em pessoas idosas, considerando as mudanças fisiológicas decorrentes do envelhecer e sua associação a outras morbidades, como lesões de pele, mobilidade reduzida, alterações cognitivas e risco de fragilização.

Esses temas têm relevância nos cuidados destinados a pessoas idosas e devem fazer parte dos estudos, da pesquisa e da prática assistencial da enfermagem responsável por esse público.

Questões para revisão

1. Descreva as orientações de enfermagem que devem ser observadas para que a pessoa idosa faça a fotoproteção da pele, a fim de evitar o câncer de pele, doença de alta incidência no Brasil.

2. Compreender que existem alterações na pele próprias do envelhecer é importante para subsidiar a avaliação da pele e elaborar um plano de cuidado adequado. Assim, descreva as principais alterações na pele de pessoas idosas.

3. O exame anual da pele é importante para a detecção precoce de lesões suspeitas para o câncer de pele. Assinale a alternativa correta sobre a regra do ABCDE para o exame da pele:
    a) A letra A refere-se às bordas, ou seja, presença de lesões com bordas irregulares com suspeita de malignidade.

b) A letra B corresponde à assimetria, ou seja, presença de lesões assimétricas com suspeita de malignidade.

c) A letra C refere-se à cor, ou seja, com dois ou mais tons com suspeita de malignidade.

d) A letra D corresponde à evolução, ou seja, lesões que crescem, mudam de cor, sangram, exsudam ou doem.

e) A letra E equivale à dimensão, ou seja, lesões maiores de 6 mm com suspeita de malignidade.

4. Assinale a alternativa correta sobre as intervenções de enfermagem para a prevenção das lesões por pressão:
   a) Reposicionar no leito a cada quatro horas.
   b) Limpar a pele com o uso de sabonetes alcalinos.
   c) Manter a pele limpa e hidratada, preferencialmente utilizando emolientes para hidratação.
   d) Evitar sentar-se em local fora da cama.
   e) Avaliar a pele semanalmente.

5. Assinale a alternativa que **não** indica uma causa da incontinência urinária transitória em pessoas idosas:
   a) Constipação intestinal.
   b) Impactação fecal.
   c) Infecções.
   d) Medicamentos.
   e) Baixo consumo de líquidos.

Questões para reflexão

1. A incontinência urinária tem alta prevalência entre as pessoas idosas, principalmente entre mulheres, e causa impacto significativo na qualidade de vida. Dessa forma, a atuação do enfermeiro na prevenção desse agravo é fundamental.

Com relação à incontinência urinária de esforço, quais as intervenções de enfermagem que podem ser consideradas importantes para a sua prevenção? Justifique sua escolha em um texto escrito e compartilhe suas conclusões com seu grupo de estudo.

2. Diversas lesões de pele podem ser observadas em pessoas idosas, principalmente entre as que apresentam fragilização. Quais são as intervenções de enfermagem para a prevenção das lesões mais incidentes nesse público?

Capítulo 4
Segurança da pessoa idosa nos ambientes familiar e social

No mais íntimo de nós mesmos, vivemos a ilusão de que seremos eternamente jovens. Tendemos não somente a negar a existência real do idoso, como também o idoso que está sendo gerado em nosso ser. Ele é um estranho, um desconhecido que tem de se transformar no amigo bendito e esperado, que se sente à vontade em nossa casa.

(Pessini; Bertachini, 2009, p. 90)

Conteúdos do capítulo:

- Conceito de instituições de longa permanência para idosos (ILPIs).
- Regulamento para funcionamento de ILPI.
- Violência, negligência e maus-tratos em relação à pessoa idosa.
- Avaliação familiar.

Após o estudo deste capítulo, você será capaz de:

1. reconhecer fatores de risco para a violência contra a pessoa idosa;
2. adotar as intervenções necessárias em caso de suspeita ou confirmação de violência, negligência ou maus-tratos;
3. compreender a importância da organização dos ambientes urbanos e residenciais para pessoas idosas;
4. compreender a importância da avaliação familiar e do suporte social em gerontologia.

4.1 Negligência e maus-tratos em relação a pessoas idosas

A negligência e os maus-tratos em relação à pessoa idosa são temas delicados e que não podem ser abordados sem relacioná-los com a realidade social, com a perspectiva histórica e com a superestrutura econômica. São temas que permeiam a violência social, fomentando o não reconhecimento da pessoa idosa como um sujeito detentor de direitos. Abrangem as violências física, psicológica, simbólica, institucional, que culminam com diversos danos à pessoa e à sociedade (Brasil, 2005).

São considerados maus-tratos atos que causam aflição ou danos à pessoa, sejam únicos, sejam repetidos, sejam omissões, que se manifestam em relações em que haja uma expectativa de confiança. No Quadro 4.1, na Seção 4.2, listamos alguns tipos de violência comumente praticados contra as pessoas idosas.

Quais fatores podem estar relacionados a essas ocorrências? Qual é o papel da sociedade e dos profissionais da saúde nesse contexto?

Diversos fatores podem influenciar esses comportamentos, como a redução da capacidade funcional e da independência, novos arranjos familiares, com menor número de integrantes, o aumento de morbidades ocasionadas pelas doenças crônicas não transmissíveis (DCNTs), o desemprego, as dificuldades encontradas na manutenção de uma renda adequada depois da aposentadoria, o acesso aos serviços de saúde, a falta da integração comunitária, a falta de uma comunicação compassiva, os desafios na segurança, os hábitos de vida e os aspectos culturais.

Todos esses fatores se agravam quando diversos setores sociais não acompanham essas alterações e não buscam estratégias para sua reorganização. Costa (2020) argumenta que, como consequência do aumento da população de pessoas idosas e longevas, das doenças crônicas e de diversos problemas sociais, há um forte impacto na estruturação da rede de atenção à saúde (RAS), que pode, por vezes, ser ineficiente, ineficaz e descontínua.

Costa (2020) explica que a violência contra a pessoa idosa pode ser compreendida como um ato único ou repetido ou, ainda, a falta de ação apropriada, podendo ocorrer em qualquer relacionamento em que haja expectativa de confiança, causando danos sociais, interpessoais, físicos, psíquicos e morais à pessoa, o que representa uma violação dos direitos humanos.

No entanto, por existirem vários conceitos do que é considerado violência, cada esfera social e cada sujeito a compreende de uma maneira singular; portanto, o debate amplo sobre o tema é essencial para descortinar as diversas formas como esse problema se apresenta.

Na velhice, a violência pode ser mascarada pela sociedade, tornando complexa sua identificação, sua prevenção e a condução dos casos.

4.2 Manifestações da violência contra pessoas idosas e intervenções

As violências, os abusos e os maus-tratos contra as pessoas idosas dizem respeito a relações sociais interpessoais, de grupos, de classes, de gênero, ou ainda institucionais e processos que causem danos físicos, mentais e morais ao sujeito (Brasil, 2005).

De acordo com o Capítulo II do Estatuto da Pessoa Idosa, que trata dos crimes em espécie, é considerada crime a discriminação da pessoa idosa que impeça ou dificulte seu acesso a operações bancárias, seu acesso aos meios de transporte, seu direito de contratar ou seu acesso a qualquer outro meio ou instrumento necessário ao exercício de sua cidadania, por motivo de idade. O Estatuto reforça, em seu art. 3º, que é obrigação da família, da comunidade, da sociedade e do Poder Público assegurar à pessoa idosa, com absoluta prioridade, a efetivação do direito à vida, à saúde, à alimentação, à educação, à cultura, ao esporte, ao lazer, ao trabalho, à cidadania, à liberdade, à dignidade, ao respeito e à convivência familiar e comunitária (Brasil, 2003).

Já que a violência contra a pessoa idosa pode assumir várias formas e ocorrer em diversas situações e com diferentes motivações, a Lei n. 12.461, de 26 de julho de 2011, que reformula o art. 19 do Estatuto da Pessoa Idosa, ressalta a obrigatoriedade da notificação, por parte dos profissionais de saúde, de instituições públicas ou privadas, de casos de suspeita ou confirmação de violência contra pessoas idosas (Brasil, 2011).

A notificação deve ser feita às autoridades sanitárias, e também deve ser feita a comunicação à polícia, ao Ministério Público, ao Conselho Municipal do Idoso, ao Conselho Estadual do Idoso e ao Conselho Nacional do Idoso, de forma a contribuir para maior análise e visibilidade dessas ocorrências e, assim, buscar estratégias mais adequadas para sua prevenção e controle (Brasil, 2014).

Costa (2020) descreve uma série de formas de manifestação da violência contra a pessoa idosa, como as que ocorrem entre membros da família ou dentro do domicílio. É possível identificar a violência praticada por membros da família ou cuidadores, formais ou informais, normalmente em uma falsa relação de poder sobre a outra pessoa. Existe também a violência estrutural, naturalizada nas vivências sociais, em razão de questões de desigualdade, de vulnerabilidade, de religião, de gênero e de orientação sexual, bem como da miséria, do preconceito, da opressão e da discriminação. A violência institucional, por sua vez, reproduz-se na aplicação ou na omissão de políticas públicas em diversos setores, nas relações desiguais de poder, de domínio, de menosprezo e de discriminação.

Costa (2020) também aponta as violências física, sexual, psicológica, financeira e material, assim como a negligência e o abandono em relação às pessoas idosas.

Essas condições são destacadas igualmente no Plano de Ação para o Enfrentamento da Violência contra a Pessoa Idosa (Brasil, 2005), lançado após o II Plano de Ação Internacional para o Envelhecimento, promovido pela Organização das Nações Unidas (ONU) em 2002 (ONU, 2003), que enfatiza que as violências se manifestam em todas as esferas sociais, econômicas, étnicas e geográficas.

Esse plano de ação foi atualizado em 2014 e, agora, também descreve sete estratégias principais, a saber: 1) investir em uma sociedade para todas as idades; 2) priorizar os direitos da pessoa idosa; 3) considerar a pessoa idosa como parte integrante importante da estrutura social; 4) apoiar as famílias que residem com pessoas idosas em sua casa; 5) criar espaços sociais seguros e amigáveis fora de casa para esse público; 6) formar profissionais de saúde, de assistência e cuidadores profissionais; e 7) prevenir as dependências (Brasil, 2014).

No que diz respeito ao trabalho do enfermeiro, na condição de participante de ações que visam à redução das violências contra a pessoa idosa, é preciso articular, junto com as comunidades, os agentes públicos e os familiares, estratégias que contribuam para o envelhecimento ativo e saudável e para que as temáticas relacionadas ao envelhecer estejam presentes nas discussões e nas agendas nacionais e internacionais, buscando-se a construção de políticas públicas que garantam os direitos das pessoas idosas, os mantenham e, em alguma medida, os ampliem (Brasil, 2014).

Esses planos de ação chamam nossa atenção para a necessidade de um diálogo constante sobre o tema e levam-nos a refletir sobre o fato de que pode haver pouco tempo para a pessoa idosa recuperar-se das alterações e do impacto provocado pela violência; em alguns casos, nem haverá como recuperar-se, o que intensificará ainda mais o sofrimento existencial (Brasil, 2005, 2014).

Os documentos também enfatizam a maior incidência de violência contra as mulheres idosas em contextos relacionados à pobreza, à falta de oportunidades econômicas e de autonomia, bem como a problemas econômicos, como menor acesso ao crédito, à posse de terra e à herança. Somam-se a isso a baixa escolaridade, a baixa participação em ações em que haja necessidade de tomada de decisão e a falta de acesso aos serviços de apoio, o que torna o sujeito mais vulnerável até mesmo à exploração sexual ou nas relações laborais (Brasil, 2005, 2014).

No Quadro 4.1, listamos algumas categorias e tipologias padronizadas para designar as formas de violência praticadas contra a população idosa.

Quadro 4.1 – Categorias e tipologias de formas de violência contra a pessoa idosa

Categoria/tipologia	Características
Abuso físico ou maus-tratos físicos ou violência física	Uso da força física para compelir idosos e idosas a fazer algo que não desejam. Provocar dor, incapacidade ou morte.
Abuso psicológico ou maus-tratos psicológicos ou violência psicológica	Agressões verbais ou gestuais que objetivam aterrorizar, humilhar, causar medo, intimidar, restringir sua liberdade, isolar do convívio social.
Abuso sexual e violência sexual	Ato ou jogo sexual homo ou heterorrelacional. Obtenção de excitação, relação sexual, práticas eróticas por meio de aliciamento, violência física ou ameaças.
Abandono	Ausência ou deserção dos responsáveis governamentais, institucionais ou familiares na prestação de socorro à pessoa que necessite de proteção.
Negligência	Recusa ou omissão de cuidados devidos por responsáveis familiares ou institucionais.
Abuso financeiro ou econômico	Exploração imprópria ou ilegal de bens econômicos, financeiros, patrimoniais ou materiais.
Autonegligência	Conduta individual que ameaça sua própria saúde ou segurança. Recusa na promoção de cuidados necessários a si mesmo.

Fonte: Elaborado com base Brasil, 2005, p. 12.

A psicóloga social Ecléa Bosi (1994), em sua brilhante obra *Memória e sociedade: lembranças de velhos*, que retrata memórias de pessoas idosas relacionadas à sua vida e permeadas pelo trabalho, relata diversas situações de violência que aparecem de forma velada nos discursos.

A autora afirma que a rejeição social ao velho pode contribuir para o fomento da violência contra a pessoa idosa. Segundo ela, "a sociedade rejeita o velho, não oferece nenhuma sobrevivência à sua obra. Perdendo a força de trabalho, ele já não é produtor nem reprodutor" (Bosi, 1994, p. 77), deixando até mesmo de ser ouvido e sendo, por vezes, ignorado.

Diante disso, devemos nos questionar: Isso seria, também, uma forma de violência?

Cabe enfatizar que as diversas formas de violência contra a pessoa idosa representam uma violação ao Estatuto da Pessoa Idosa (Brasil, 2003) e ao Plano de Ação Internacional para o Envelhecimento proposto pela ONU (2003), citado anteriormente.

Entre os temas bordados no documento da ONU, além das estratégias já citadas, destacamos alguns que podem contribuir para a reduzir a violência contra a pessoa idosa: a participação ativa desse público na sociedade e nas ações de desenvolvimento, reconhecendo sua contribuição social, cultural, econômica e política; a solidariedade intergeracional, favorecendo a equidade e a reciprocidade entre as gerações; o acesso ao conhecimento, à capacitação e à educação; o desenvolvimento rural, migratório e na urbanização, contemplando esse público; a garantia de rendimentos, proteção social e prevenção da pobreza; maior organização e auxílio em situações emergenciais, como as relacionadas à igualdade de acesso em questões alimentares, de moradia, assistenciais e de serviços após desastres, catástrofes e calamidades públicas (ONU, 2003).

O enfermeiro também deve inserir-se em ações dessa natureza, contribuindo com estratégias para a promoção da saúde e do bem-estar da pessoa idosa em todo o seu ciclo vital, para a diminuição dos efeitos cumulativos de fatores que possam aumentar o risco do surgimento de doenças e possível alteração na independência. Como exemplos, citamos o incentivo e a promoção da vacinação como medida preventiva, a elaboração, nos diferentes níveis de atenção à saúde, de indicadores sobre as doenças e agravos comuns em pessoas idosas para orientar as políticas voltadas à prevenção de novas doenças nesse grupo de população; o estímulo ao serviço voluntário dessas pessoas nas instituições, de forma a contribuir para o envelhecimento ativo e a participação social mais intensa; o fortalecimento dos serviços de saúde para que atendam às necessidades das pessoas idosas e promovam sua participação nesse processo; e, por fim, a instituição do atendimento contínuo à saúde de modo que as necessidades desse público sejam atendidas, o que inclui os cuidados paliativos, quando necessário (ONU, 2003).

Também devemos considerar a importância da capacitação para os prestadores de serviços, incluindo os serviços de saúde e seus profissionais, bem como a organização e a implementação de serviços assistenciais para pessoas idosas frágeis, além da discussão acerca das imagens e representações sociais do envelhecimento (ONU, 2003).

O enfermeiro da área da gerontologia deve inserir-se nesse processo de capacitação, de acordo com sua área de trabalho, contribuindo com a estruturação de programas de educação continuada, em todos os níveis de atenção à saúde, envolvendo estudantes da área da saúde, profissionais da saúde e profissionais do serviço social, de forma que se aplique uma atenção à saúde integrada, com foco na melhoria da qualidade de vida e da assistência às pessoas idosas, incluindo aspectos sociais e psicológicos que envolvem o envelhecer, bem como a implementação permanente de processos educativos que envolvam a geriatria e a gerontologia e todas as suas interfaces (ONU, 2003).

A educação em todas as faixas etárias contribuiria, no longo prazo, para a qualidade de vida das pessoas idosas. Como a educação é base indispensável para uma vida ativa e plena, quanto maior for o número de pessoas que chegam à velhice com adequado letramento, maiores serão as possibilidades de seguir a vida com um nível mais elevado de recursos financeiros e, consequentemente, de saúde e bem-estar.

No Brasil, como já citamos anteriormente, o art. 19 do Estatuto da Pessoa Idosa determina a notificação compulsória de casos de violência pelos serviços de saúde públicos e privados (Brasil, 2003). Primeiramente, ela deve ser feita à autoridade sanitária local e, posteriormente, a quaisquer dos seguintes órgãos: autoridade policial, Ministério Público e conselhos da pessoa idosa, nas esferas municipal, estadual e nacional.

A obrigatoriedade da notificação gerou indicadores sobre o tema, o que, certamente, colabora para a melhoria nas políticas públicas que buscam o enfrentamento da violência contra a pessoa idosa.

Em se tratando de suspeita ou confirmação de violência contra a pessoa idosa, além da notificação, é importante o acolhimento, reconhecendo-se que nem sempre todos os sinais da violência estarão explícitos e que, talvez, não sejam relatados pelo sujeito.

Algumas intervenções de enfermagem que devem ser aplicadas quando essas situações forem avaliadas envolvem o diálogo, como conversar com a pessoa idosa e seu acompanhante juntos e, depois, separados, atentando aos fatos discordantes entre os discursos, cultivar a paciência e estabelecer uma relação de confiança e vínculo, livre de julgamentos e preconceitos. Também é fundamental verificar medos e anseios do sujeito, se ele se sente respeitado, se corre riscos e se refere receber ajuda quando necessita, entre outras questões.

É necessário adaptar o diálogo a fim de reconhecer as características e as especificidades da violência. Costa (2020) recomenda que algumas condutas sejam evitadas, como fazer perguntas diretas sobre ser ou não vítima de violência, fazer perguntas constrangedoras na frente de outras pessoas, insistir em confrontar dados que se contradizem, demonstrar sentimentos próprios em relação à situação, como indignação, ou seja, assumir uma postura investigativa.

Um questionamento que pode surgir é como agir quando não houver a busca direta da pessoa idosa pelos serviços de saúde, ou seja, como perceber indícios de violência no convívio social e familiar.

O enfermeiro deve atentar para mudanças de comportamento, como maior manifestação de tristeza, dificuldade em expressar sentimentos e isolamento social, assim como atitudes infantilizadas, pois, quando a pessoa não consegue pedir ajuda e compreender o que está acontecendo, pode apresentar comportamentos infantis e, no caso da violência física, também pode haver a tentativa de esconder marcas ou ferimentos com o uso de mais roupas ou maquiagem excessiva.

Costa (2020) complementa que a entrada da pessoa idosa vítima de violência pelo Sistema Único de Saúde (SUS) pode ocorrer espontaneamente, por denúncia ou durante um atendimento de rotina, e a suspeita deve ser verificada pelo enfermeiro, de forma a estabelecer se será descartada ou mantida, demandando notificação compulsória, cuidados imediatos ao caso, avaliação interdisciplinar e monitoramento na atenção básica[1].

---

1 No Brasil, a pessoa idosa, alguém de sua rede de contatos ou qualquer pessoa pode denunciar ligando para o Disque Direitos Humanos – Disque 100. O número está disponível 24 horas por dia, inclusive nos finais de semana e nos feriados. As denúncias são registradas e encaminhadas aos órgãos competentes. Alguns estados, como é o caso do Paraná, têm à disposição da população o Disque Idoso, que, no referido estado, funciona sob o número 0800 41 00 01.

Em caso de suspeita ou de confirmação da violência contra a pessoa idosa, deve-se preencher a Ficha de Notificação/Investigação[2] Individual sobre Violência Doméstica, Sexual e/ou Outras Violências Interpessoais, como prevê o art. 19 da Lei n. 10.741/2003 (Brasil, 2003). No texto da referida lei, enfatiza-se a notificação obrigatória, mesmo em casos suspeitos.

O Plano de Ação para o Enfrentamento da Violência contra a Pessoa Idosa (Brasil, 2005, 2014) recomenda algumas ações que devem envolver espaços culturais e coletivos, espaços públicos, espaços familiares, espaços institucionais e espaços acadêmicos, visto ser um problema com vários fatores de risco, várias facetas e várias frentes de ação.

Em estudo de revisão acerca da temática da violência, Mendonça et al. (2020) afirmam que as publicações analisadas evidenciam a importância da atenção primaria à saúde (APS) nesse contexto, mas que esse enfrentamento não é de responsabilidade exclusiva desse setor, pois envolve toda a rede de atenção à saúde, passando pela atenção secundária (serviços especializados, hospitais e ambulatórios) e terciária (serviços de alta complexidade e hospitais especializados e de grande porte). Os autores descrevem que foram analisados 18 estudos que tratam de temas como a violência contra as mulheres, contra crianças e adolescentes e contra as pessoas idosas, em áreas que envolvem a assistência à saúde e a assistência social na atenção básica.

Os autores defendem a importância da reorganização do processo de trabalho para o enfrentamento dessa realidade e, ainda, a reorganização da rede de forma a consolidar o que é

---

2   Para conhecer as informações solicitadas para preencher a Ficha de Notificação/Investigação Individual, consulte: <https://bvsms.saude.gov.br/bvs/folder/ficha_notificacao_violencia_domestica.pdf>. Acesso em: 17 nov. 2023.

preconizado pelas políticas públicas brasileiras. A reorganização do processo de trabalho, a prevenção, a detecção precoce e o acompanhamento da violência vão além de uma perspectiva fisiológica, considerando ferimentos e danos corporais, e abrangem o entendimento de seu aspecto social e cultural.

Nessa reorganização, seria importante a ação do enfermeiro para melhorar a construção de vínculo no atendimento, a assistência integral à pessoa idosa, incluindo aspectos físicos, psicoafetivos, sociais, familiares e espirituais, o acompanhamento contínuo, o reconhecimento da violência como um problema de saúde e, consequentemente, o engajamento na implementação de ações de promoção e prevenção da saúde.

Outro desafio que se apresenta é a detecção e o acompanhamento da violência para além da dimensão fisiológica, uma vez que se trata de um fenômeno sociocultural. Esse cenário é ancorado em modelos sociais hegemônicos, racionalizadores e "biologizantes", que não contemplam a gênese do assunto e neutralizam práticas mais ampliadas, humanizadas e integrais que poderiam ser mais efetivas (Mendonça et al., 2020).

4.3 Planejamento dos ambientes para pessoas idosas

O ambiente tem uma importante relação com a qualidade de vida da pessoa idosa e também das populações em geral, contribuindo, inclusive, para a segurança e para a proteção dos indivíduos.

Sabemos que a violência urbana, as dificuldades financeiras, a redução na sensação de proteção, a baixa interação social, as ruas e as calçadas em más condições e a baixa interação intergeracional são importantes fatores de risco para alterações na qualidade de vida das pessoas idosas.

A adaptação dos ambientes às especificidades das pessoas idosas é fundamental não apenas para seu bem-estar e sua qualidade de vida. A relação entre indivíduo e ambiente implica também a redução do estresse diante de necessidades adaptativas que ocorrem ao longo da vida. Por isso, a voz das pessoas idosas deve ser incluída no planejamento urbano, enfatizando seu papel ativo e relevante para a sociedade.

Quando nos perguntamos quais são os riscos ambientais aos quais esse público pode estar exposto, comumente pensamos em pessoas idosas fragilizadas, com mobilidade física reduzida, morando em suas casas ou em instituições destinadas a seu cuidado, e consideramos a necessidade de prevenir agravos que envolvem a dimensão do corpo físico, o que demonstra a influência medicalizadora do cuidado em saúde.

Esse planejamento, no entanto, deve ser ampliado tendo em vista igualmente as pessoas idosas robustas, que circulam por diversos espaços sociais, incluindo ruas, comércio, setores de serviços, espaços de lazer e de socialização e espaços que evoquem a espiritualidade.

É preciso pensar, ainda, nas residências assistidas permanentes, nas residências assistidas temporárias, nos espaços para convívio e cuidados diários (modalidade *day-use*), nos centros de convivência e nas instituições de longa permanência para idosos (ILPIs), além de todos os espaços urbanos, visto que os riscos estão presentes em diversos cenários.

Quanto à relação entre pessoa e ambiente, Albuquerque et al. (2018) discorrem sobre a psicologia do comportamento e destacam a importância de haver mais coerência entre as necessidades individuais dos sujeitos e as características do ambiente físico para minimizar os níveis de pressão e estresse ambientais decorrentes dessas adaptações. Diante disso, esses autores enfatizam a necessidade de valorizar a participação das pessoas idosas na utilização dos espaços públicos e no planejamento das cidades.

Faria e Carmo (2015) analisam uma questão muito importante, citando a publicação de Lawton (1975), no que se refere à transição e à adaptação de pessoas idosas em ILPIs e destacam que o ambiente pode exercer três tipos de funções: 1) a manutenção; 2) a estimulação; e 3) o suporte.

A **manutenção** diz respeito à necessidade de envelhecimento no lugar, pressupondo um ambiente constante e com algum nível de previsibilidade, que proporcione apropriação e apego e preserve significados e afetos positivos.

Nesse aspecto, destacamos a importância da singularidade do espaço ocupado pela pessoa idosa, de suas lembranças e de seus objetos, com fortalecimento de vínculos sociais e envolvimento comunitário. Os autores usam o termo *docilidade ambiental* para reforçar a importância de a pessoa idosa ter seu lugar singular, em que ela constrói uma relação de afeto e de proteção.

A **estimulação** representa a capacidade do ambiente na apresentação de novas fontes de estímulos que possam ser capazes de despertar comportamentos novos, de forma que possam contribuir para o bem-estar do sujeito. Percebemos, então, a importância da interação, da ativação da memória e das atividades sociais envolvendo as pessoas idosas.

O **suporte** se reflete na eliminação de obstáculos e barreiras que possam contribuir para dificuldades de acessibilidade no ambiente, incluindo adaptações no espaço físico, no nível de assistência e acompanhamento.

O ambiente envolve, ainda, uma dimensão pessoal, na qual estão presentes a pessoa idosa, seu círculo familiar e seu círculo de afetos; o ambiente grupal, que envolve aqueles que compartilham o mesmo espaço, independentemente de a relação ser profissional ou não; o ambiente suprapessoal, caracterizado pelas pessoas com características semelhantes, por exemplo, nível de dependência, idade, renda; o ambiente sociocultural, que contempla as características mais amplas que refletem as normas e regras de cada espaço; e o ambiente físico, que abrange a iluminação, o ruído, a sensação térmica, o conforto, a segurança e o mobiliário. Todos esses ambientes se inter-relacionam na vida dos indivíduos e da sociedade (Faria; Carmo, 2015).

Um desenho urbano que possibilite mais inclusão, mais participação social e maior visibilidade das pessoas idosas permitirá o diálogo intergeracional e contribuirá para a articulação de características sociais – como a interação entre as pessoas, a participação social, a inserção no mercado de trabalho, a participação nas decisões que envolvem os ambientes – e de características ambientais – como o acesso adequado aos locais, a iluminação adequada, as formas adequadas para circulação para evitar quedas e outros agravos, entre outros aspectos – que favoreçam e potencializem a independência, a segurança, a valorização, a preferência e a atratividade do ambiente, colaborando para o envelhecimento ativo.

Não há um modelo único a ser seguido, em virtude das diversidades sociais das pessoas idosas e também da diversidade de espaços, porém ouvir as diversas vozes certamente fará toda a diferença quando se pensa na relação das pessoas com os ambientes.

Alguns pontos que devem ser observados no ambiente físico são a presença de rampas, a iluminação adequada, a colocação de corrimão, a instalação de portas mais largas, a colocação de barras de segurança em banheiros, entre outros. Esses elementos contribuem para a prevenção de agravos como quedas, mas também é importante atentar para pisos escorregadios, tapetes soltos, móveis instáveis, como cadeiras que possam quebrar-se facilmente, camas muito altas, que dificultam a mobilidade, sofás, cadeiras e vasos sanitários muito baixos, degraus de escadas irregulares, prateleiras de difícil alcance, ambientes desorganizados com objetos deixados no chão, presença de animais domésticos, uso de chinelos ou sapatos em más condições ou mal-adaptados (Tissot; Vergara, 2023).

No caso de pessoas idosas que se encontram em ambientes hospitalares e pessoas idosas acamadas, algumas ações e intervenções descritas por Nogueira da Silva et al. (2020) para a prevenção de quedas são: identificar a pessoa sob risco de queda sinalizando o leito ou com uma pulseira; movimentá-la de forma segura; atender ao chamado da pessoa prontamente; assegurar uma comunicação efetiva; ter regularidade nos horários de higiene e de ida ao banheiro; monitorizar sinais vitais e sintomas que possam surgir; monitorizar o sono; supervisionar o conforto e a segurança da pessoa; orientar cuidadores e familiares.

Em virtude de modificações multidimensionais ocasionadas pelo envelhecer, o planejamento do ambiente e do espaço é essencial no cuidado com a pessoa idosa, seja em seu domicílio, seja em uma ILPI, seja em uma instituição hospitalar ou de assistência à saúde.

É fundamental também que toda a urbanização das cidades e dos espaços coletivos seja repensada de forma a oferecer segurança e colaborar para a qualidade de vida e o bem-estar dessa população.

Como medidas importantes nesse universo, destacamos a adaptação de espaços urbanos para que não haja obstáculos para a mobilidade e para o acesso, a promoção de tecnologias e de serviços de reabilitação criados com a finalidade de auxiliar o envelhecimento ativo, a projeção de espaços públicos que atendam à necessidade de moradias compartilhadas e multigeracionais e o auxílio para que pessoas idosas conquistem moradias adequadas às suas necessidades (Anvisa, 2021).

Outro tema de grande relevância é o preparo dos espaços físicos domiciliares, uma vez que grande parte das pessoas idosas prefere viver na própria casa, mesmo diante de diversas adaptações necessárias.

Nesse sentido, é preciso considerar o desejo da pessoa de viver nesse ambiente, as adaptações necessárias na residência, o nível de dependência, o nível de funcionalidade, a necessidade de cuidadores familiares ou cuidadores formais, o nível de segurança e de bem-estar e a presença de doenças ou agravos que possam exigir mudanças no ambiente.

A atenção domiciliar pode contribuir consideravelmente para a construção de vínculo nas relações de cuidado, o aumento da confiança e o estabelecimento de uma relação de empatia com o sujeito. Essa relação de vínculo pode, contudo, não ter sucesso, caso não haja a articulação com a rede de atenção à saúde, ou seja, a articulação de todos os serviços que compõem a assistência à saúde e dos profissionais que fazem parte dele (Marques; Bulgarelli, 2020).

É urgente o desenvolvimento de propostas adequadas de serviços de atenção domiciliar e comunitários, tendo em vista a socialização das pessoas idosas a fim de evitar sentimentos de isolamento e de solidão.

Nesse sentido, alinhamos nossas considerações a um dos objetivos do Plano de Ação Internacional para o Envelhecimento da ONU: a melhoria do projeto ambiental e da moradia para a promoção da independência das pessoas idosas, considerando-se suas necessidades, particularmente daquelas que apresentam incapacidades.

Entre os 17 Objetivos para o Desenvolvimento Sustentável (ODS) para que os países se envolvam e contribuam com estratégias para um mundo melhor, mais livre de desigualdades sociais e justiça, a ONU definiu o tema da saúde e sua relação com o bem-estar. A Meta 3.4, por exemplo, refere-se à redução de um terço das mortes prematuras por doenças não transmissíveis e à promoção da saúde mental e do bem-estar, até 2030. Assim, ressaltamos que os temas tratados neste capítulo têm relação direta com esse e outros dos 17 ODS.

4.4 Avaliação familiar e de suporte social

As famílias têm uma importante função social, embora estejam em constante evolução e passem por diversas modificações ao longo da história.

A avaliação familiar deve fazer parte da avaliação do enfermeiro nos cuidados à pessoa idosa em diversos contextos, seja no atendimento em uma consulta de enfermagem, seja na atenção domiciliar, seja em ILPIs, seja em centros de atenção dia, bem como em diversos tipos de atendimento à pessoa idosa que compõem a rede de atenção à saúde.

Avaliar, por meio do diálogo, qual é a percepção que a pessoa idosa tem sobre sua família é importante, pois diz respeito à qualidade referida das relações que se desenrolam em sua vida diária, à eficácia da família em atender suas demandas e também ao atendimento de suas expectativas por parte das relações familiares, além dos aspectos relativos à segurança da pessoa idosa.

Maior sensação de conforto emocional e aliança deriva do significado das relações estabelecidas com o funcionamento da família. Por meio de melhores relações familiares, é possível que cada integrante consiga cumprir seu papel, incluindo a pessoa idosa, e é fundamental para o ajuste às adaptações necessárias no curso do envelhecer (Rabelo; Neri, 2016).

Em situações de adoecimento de um dos entes e de alterações em sua capacidade funcional provocadas pelo envelhecimento, a família pode tornar-se a principal fonte de suporte e de apoio social, funcional, afetivo, econômico e material. Além das demandas que existem no cuidado com pessoa idosa, há aquelas relacionadas aos cuidados com a residência, com seus próprios interesses e responsabilidades.

Nessa situação, são necessárias diversas adaptações, porém as reações e as formas de enfrentamento dessas mudanças são singulares e devem ser avaliadas porque seus impactos podem refletir na qualidade de vida e no bem-estar dos familiares, em suas redes de socialização e no cuidado com a pessoa idosa.

O familiar/cuidador e a pessoa idosa com algum nível de dependência de cuidados formam um binômio que não se pode dissociar e por meio do qual se observam diversas formas de envolvimento e de resiliência (Pedreira, 2020).

Nesse cenário, é importante avaliar também a qualidade de vida do cuidador principal, seja ele formal, seja ele informal. Assim, tanto a avaliação da família como a avaliação do cuidador são relevantes, bem como a avaliação das redes de apoio.

No que tange à **família**, Ziezemer et al. (2020, p. 4) observam que "as recentes configurações apresentam um número reduzido de membros, que, em sua maioria, dispõem de tempo restrito para a prestação de cuidados aos idosos, que permanecem residindo em suas próprias moradias ou em residências de parentes".

A família também é local de reconhecimento das diversidades, local de aprendizado quanto à união ou à separação, sendo sede das primeiras trocas emocionais e afetivas, contribuindo, efetivamente, na construção da identidade (Brasil, 2012).

Diante do complexo grupamento social que é a família, é preciso ter, portanto, um olhar sistêmico sobre sua configuração, visto que as configurações familiares refletem a compreensão de suas relações, que influenciam o bem-estar individual e social e contribuem consideravelmente para a melhoria da qualidade de vida dos sujeitos. Convém avaliar o tipo e a configuração familiar, sua estrutura e dinâmica, bem como as formas de conferência familiar (Brasil, 2013).

O Ministério da Saúde, ao tratar da atenção domiciliar, indica três instrumentos de abordagem familiar e suas especificações (Brasil, 2013). São eles:

1. **Apgar familiar**: o nome é formado pelas iniciais dos termos, em inglês, *adaptation* (adaptação), *partnership* (participação), *growth* (crescimento), *affection (afeição)* e *resolve* (resolução). Destina-se "a refletir a satisfação de cada membro da família. A partir de um questionário predeterminado, as famílias são classificadas como funcionais, e moderadamente/gravemente disfuncionais" (Brasil, 2013, p. 21).

2. **Practice**: é a junção das iniciais das expressões, em inglês, *presenting problem* (problema apresentado), *roles and structure* (papéis e estrutura), *affect* (afeto), communication (comunicação), *time of life cycle* (fase do ciclo de vida), *illness in family* (doença na família), *coping with stress* (enfrentamento do estresse) e *ecology* (meio ambiente, rede de apoio). Ele "funciona como uma diretriz para a avaliação do funcionamento

das famílias. O instrumento é focado no problema, o que permite a aproximação esquematizada para trabalhar com as famílias" (Brasil, 2013, p. 22).

3. **Firo**: é a sigla de *fundamental interpersonal relations orientation*, que, em português, significa "orientações fundamentais nas relações interpessoais". Esse instrumento tem como especificidades a inclusão, o controle e a intimidade.

Para complementar a avaliação familiar, ainda segundo o *Caderno de Atenção Domiciliar* do Ministério da Saúde, é possível utilizar o genograma, visto que ele "permite identificar, de maneira mais rápida, a dinâmica familiar e suas possíveis implicações, com criação de vínculo entre o profissional e a família/ indivíduo" (Brasil, 2013, p. 28).

Conforme o Ministério da Saúde,

> O genograma baseia-se no modelo do heredograma, mostrando, graficamente, a estrutura e o padrão de repetição das relações familiares, as repetições de padrões de doenças, o relacionamento e os conflitos resultantes do adoecer [...]. Na configuração proposta, o genograma reúne informações sobre a doença da pessoa identificada, as doenças e os transtornos familiares, a rede de apoio psicossocial, os antecedentes genéticos, as causas da morte de pessoas da família, além dos aspectos psicossociais apresentados, que, com as informações colhidas na anamnese, enriquecem a análise a ser feita pelo profissional [...] (Brasil, 2013, p. 28).

A seguir, apresentamos três figuras que ilustram os símbolos utilizados na construção do genograma, bem como as linhas de relacionamento e moradia.

Figura 4.1 – Símbolos utilizados no genograma

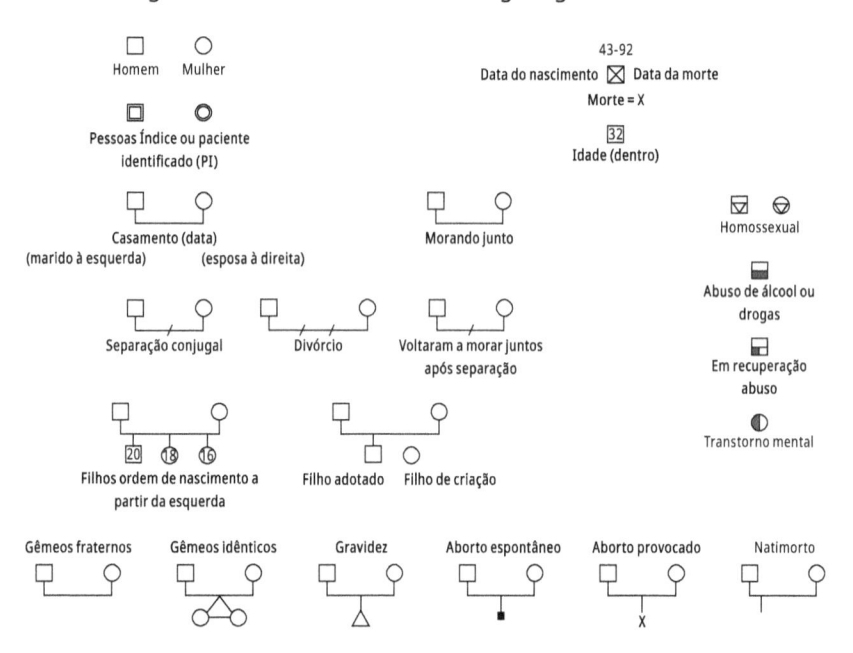

Homem   Mulher
Data do nascimento 43-92 Data da morte
Morte = X

Pessoas Índice ou paciente identificado (PI)
Idade (dentro) 32

Casamento (data)
(marido à esquerda) (esposa à direita)
Morando junto
Homossexual

Separação conjugal   Divórcio   Voltaram a morar juntos após separação
Abuso de álcool ou drogas
Em recuperação abuso

Filhos ordem de nascimento a partir da esquerda
Filho adotado   Filho de criação
Transtorno mental

Gêmeos fraternos   Gêmeos idênticos   Gravidez   Aborto espontâneo   Aborto provocado   Natimorto

Fonte: Brasil, 2013, p. 29.

Figura 4.2 – Linhas de relacionamento e de moradia

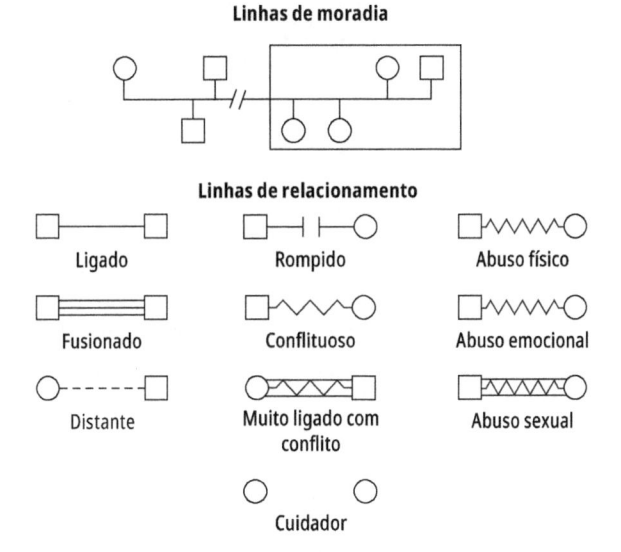

Linhas de moradia

Linhas de relacionamento

Ligado

Rompido

Abuso físico

Fusionado

Conflituoso

Abuso emocional

Distante

Muito ligado com conflito

Abuso sexual

Cuidador

Fonte: Brasil, 2013, p. 29.

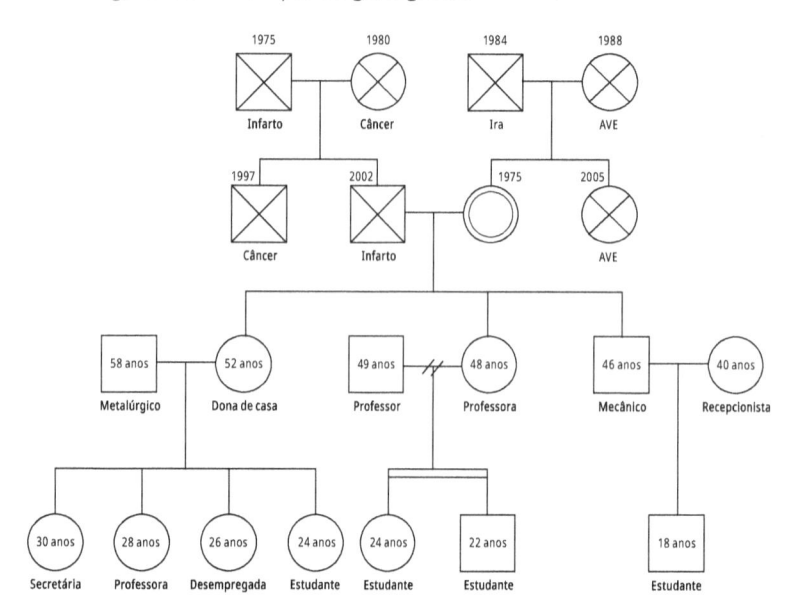

Figura 4.3 – Exemplo de genograma

Fonte: Brasil, 2013, p. 30.

É possível utilizar também, de acordo com o Ministério da Saúde, o ecomapa, que "consiste na representação gráfica dos contatos dos membros da família com os outros sistemas sociais, das relações entre a família e a comunidade" (Brasil, 2013, p. 30). Assim, busca-se compreender a família relacionando-a com o meio e com outros atores sociais, como outras famílias, pessoas ou instituições que possam contribuir para a preservação do equilíbrio biológico, psicológico, espiritual e social da unidade familiar.

Assim, no ecomapa, são registrados os integrantes da família e suas idades no centro de um círculo. Por meio de círculos externos, demonstram-se os contatos da família com membros da comunidade ou com pessoas e grupos significativos; as linhas indicam o tipo de conexão.

A Figura 4.4 apresenta exemplos de símbolos utilizados na construção do ecomapa para representar o diagrama de vínculos, e a Figura 4.5 ilustra a estrutura de um ecomapa.

Figura 4.4 – Símbolos utilizados no diagrama de vínculos para a construção do ecomapa

——————— **Linhas contínuas:** ligações fortes, relações sólidas

- - - - - - - - **Linhas tracejadas:** ligações frágeis, relações tênues

——//—— **Linhas com barras ou talhadas:** aspectos estressantes, relações conflituosas

↔ →← **Setas:** fluxo de energia e/ou recursos

Ausência de linhas: ausência de conexão

Fonte: Brasil, 2013, p. 31.

Figura 4.5 – Estrutura de um ecomapa

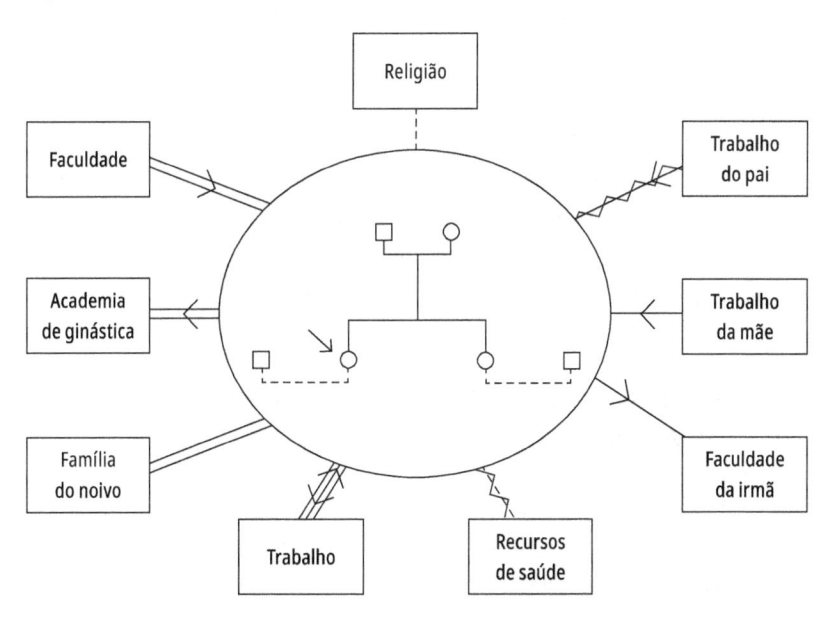

Fonte: Brasil, 2013, p. 31.

> **Para saber mais**
>
> Para aprofundar seu conhecimento sobre o genograma e o ecomapa, recomendamos a leitura dos *Cadernos de Atenção Domiciliar*.
>
> BRASIL. Ministério da Saúde. Secretaria de Atenção à Saúde. Departamento de Atenção Básica. **Caderno de Atenção Domiciliar**. Brasília: 2013. v. 2. Disponível em: <189.28.128.100/dab/docs/portaldab/publicacoes/cad_vol2.pdf>. Acesso em: 17 nov. 2023

Ressaltamos que uma abordagem mais tecnicista e voltada apenas ao corpo físico, centrada na doença e na queda da funcionalidade, não será capaz de contribuir para a ampla avaliação do sistema familiar e de seu impacto no bem-estar dos envolvidos (Rocha; Hey; Holdefer, 2022).

Os instrumentos citados anteriormente – o genograma e o ecomapa – auxiliam o enfermeiro durante a avaliação familiar porque, em algumas situações, agravos relacionados à saúde podem ser correlacionados à falta de colaboração de familiares ou, até mesmo, ao descaso. Quando se aplicam instrumentos validados para a avaliação familiar, essa tarefa deve estar pautada em elementos científicos que ajudem na avaliação do enfermeiro e da equipe interdisciplinar.

4.4.1 Avaliação dos cuidadores e da rede de apoio

Os cuidadores de pessoas idosas podem ser informais, normalmente membros da própria família, ou formais. Com relação à avaliação dos cuidadores, é importante identificar se eles não estão vulneráveis na relação de cuidado quando também estão vivenciando um processo de envelhecimento biológico, quando encontram dificuldade para o autocuidado e quando há sobrecarga diante das demandas exigidas pela pessoa dependente de cuidados (Pedreira, 2020).

Dessa forma, para atender às necessidades de cuidados destinados às pessoas idosas e, ao mesmo tempo, evitar o frequente estresse provocado pela sobrecarga emocional e física relacionada à experiência de cuidar de um parente, várias famílias têm contratado serviços de terceiros para essa atividade (Nardi; Sawada; Santos, 2013; Ziezemer et al., 2020).

No Brasil, segundo a Lei Complementar n. 150, de 1º de junho de 2015, o cuidador de pessoa idosa insere-se no âmbito de trabalhadores domésticos, os quais podem trabalhar em tempo integral ou parcial, de forma autônoma ou assalariada, desenvolvendo ações relacionadas ao bem-estar, à recreação, ao lazer, à alimentação, à educação, à saúde e higiene do idoso. Para tanto, devem ter mais de 18 anos, ensino fundamental completo, acrescido de formação livre voltada ao cuidado de idosos, com carga horária de 80 a 160 horas (Brasil, 2015).

Destacamos, entretanto, que essa ocupação carece de regulamentação específica no Brasil. Embora reconhecida como profissão, seu exercício não tem cobertura legal, permanecendo indefinida em termos das atribuições do cuidador (Ziezemer et al., 2020).

Na atenção aos cuidadores, ressaltamos algumas condutas importantes, como estabelecer um diálogo que aborde suas percepções sobre seu cotidiano, ou seja, escutar suas experiências, necessidades e queixas; verificar a jornada e os horários de trabalho e de descanso; verificar a existência de redes de apoio; questionar sobre o autocuidado, envolvendo higiene, alimentação e hidratação, lazer, eliminações, sono, estresse e tensões; questionar sobre as dificuldades na prática do cuidado; observar o estado geral do cuidador e aplicar a Escala de Zarit (Pedreira, 2020).

Essa escala tem por objetivo avaliar a sobrecarga dos cuidadores de pessoas idosas (formais ou informais), com a recomendação de não ser feita na presença da pessoa idosa. Ela pode ser preenchida com o auxílio de um computador ou *smartphone*, em páginas que calculam o resultado rapidamente. No Quadro 4.2, reproduzimos as perguntas da escala.

Quadro 4.2 – Escala de Zarit de Sobrecarga do Cuidador

1. Sente que, por causa do tempo que utiliza com o seu familiar/doente, já não tem tempo suficiente para você mesmo?	(1) Nunca (2) Quase nunca (3) Às vezes (4) Frequentemente (5) Quase sempre
2. Sente-se estressado/angustiado por ter que cuidar do seu familiar/doente e ao mesmo tempo ser responsável por outras tarefas? (ex.: cuidar de outros familiares, ter que trabalhar)	(1) Nunca (2) Quase nunca (3) Às vezes (4) Frequentemente (5) Quase sempre
3. Acha que a situação atual afeta a sua relação com amigos ou outros elementos da família de uma forma negativa?	(1) Nunca (2) Quase nunca (3) Às vezes (4) Frequentemente (5) Quase sempre
4. Sente-se exausto quando tem de estar junto do seu familiar/doente?	(1) Nunca (2) Quase nunca (3) Às vezes (4) Frequentemente (5) Quase sempre

(continua)

(Quadro 4.2 – conclusão)

5. Sente que sua saúde tem sido afetada por ter que cuidar do seu familiar/doente?	(1) Nunca (2) Quase nunca (3) Às vezes (4) Frequentemente (5) Quase sempre
6. Sente que tem perdido o controle da sua vida desde que a doença do seu familiar/doente se manifestou?	(1) Nunca (2) Quase nunca (3) Às vezes (4) Frequentemente (5) Quase sempre
7. No geral, sente-se muito sobrecarregado por ter que cuidar do seu familiar/doente?	(1) Nunca (2) Quase nunca (3) Às vezes (4) Frequentemente (5) Quase sempre

Ao final, somar os pontos para avaliação da sobrecarga do cuidador.
Sobrecarga leve: até 14 pontos
Sobrecarga moderada: 15 a 21 pontos
Sobrecarga grave: acima de 22 pontos

Fonte: Brasil, 2007, p. 182-183.

Por fim, a avaliação da **rede de apoio**, formal ou informal, dessa família e da pessoa idosa também é fundamental, já que a ausência dessa rede pode contribuir para maior sobrecarga e menor qualidade de vida, bem-estar e nível de saúde física e mental para os envolvidos.

Cabe considerar que a rede social é diferente da rede de apoio social: a rede social representa o grupo de pessoas que mantêm contato entre si, e a rede de apoio social reflete um processo complexo e dinâmico em que se avalia a interação do sujeito com a sua rede social, bem como as trocas que se constroem com essa relação, de forma que satisfaça suas necessidades sociais.

Nesse cenário, é possível afirmar que a rede de apoio social tem aspectos estruturais, que envolvem a composição das redes sociais e seu tamanho, aspectos contextuais, que refletem a adequação desse apoio em relação à situação vivenciada pela pessoa idosa, e aspectos funcionais, que denotam as funções exercidas pela rede de apoio na vida do sujeito. Essas relações podem ter maior ou menor intimidade (Rodrigues; Silva, 2013).

No Brasil, as redes de apoio formais para cuidadores contemplam os serviços de saúde em toda a rede de atenção, desde a baixa até a alta complexidade. Sabemos, porém, que a rede de apoio vai muito além das questões que englobam a saúde, envolvendo questões financeiras, estruturais e políticas públicas em diversas áreas sociais (Pedreira, 2020).

As redes de apoio informais são marcadas pela espontaneidade e pela reciprocidade, envolvem, principalmente, a comunidade e podem incluir as relações que ocorrem nos espaços de lazer, nos espaços de convivência social, nos espaços destinados a religiões e práticas que busquem a espiritualidade, nos grupos de apoio, no trabalho de voluntariado e nas relações com amigos e vizinhos.

Da Silva Santos e Brasil (2021), em revisão da literatura sobre a avaliação de rede de apoio social, descrevem diversos instrumentos disponíveis. A seguir, citamos três desses instrumentos apontados pelos autores.

1. **Questionário adaptado utilizado no estudo de Sant'ana e D'elboux**: é formado por seis divisões, que contemplam dados pessoais, condição de saúde, dados sociodemográficos, estado funcional, percepção acerca de suporte social e expectativa de cuidado e rede de apoio familiar ou social. As questões que permeiam a percepção a respeito do suporte social implicam a avaliação de situações pessoais que envolvam o suporte de amigos ou familiares. Já a percepção sobre a ajuda se divide em ajuda necessária dentro e fora do domicílio.

2. **Medical Outcomes Study (MOS)**: considera a avaliação do apoio social, estruturado por cinco dimensões: apoio material, apoio emocional, apoio afetivo, apoio informacional e interação social, totalizando 19 itens. As respostas são mensuradas com base na frequência de que a pessoa idosa dispõe de cada dimensão e, então, é calculado um escore final de cada dimensão, com valores entre 20 a 100 pontos. Os valores maiores denotam maior apoio social.
3. **Instrumento de Medida da Rede e Apoio Social**: trata da avaliação da rede social e do apoio social, contando com 24 questões (Da Silva Santos; Brasil, 2021).

Ressaltamos que, quando objetiva avaliar o suporte social, o enfermeiro deve conhecer instrumentos destinados a esse fim, de forma a contemplar todas as dimensões pertinentes a esse assunto, o que auxilia, consideravelmente, na avaliação do tema, no planejamento e na implementação de medidas que sejam necessárias quando consideramos a importância da rede de apoio e do apoio social na vida da pessoa idosa e na vida da sociedade como um todo.

4.5 Instituições de longa permanência para idosos

A já citada Resolução de Diretoria Colegiada (RDC) n. 502, de 27 de maio de 2021, da Agência Nacional de Vigilância Sanitária (Anvisa, 2021) estabelece o regulamento técnico que define normas de funcionamento para as instituições de longa permanência para idosos (ILPIs), considerando, entre outros pontos, a necessidade de prevenção e redução dos riscos à saúde e a necessidade de qualificação da prestação de serviços públicos e privados, fixando padrões mínimos para seu funcionamento.

Entre esses padrões, a Anvisa enfatiza que as ILPIs devem promover ambiência acolhedora, além da convivência mista entre os residentes de diversos graus de dependência.

A legislação determina que seja estabelecido o vínculo formal de recursos humanos, contando com coordenação técnica, cujo responsável técnico cumpra carga horária mínima de 20 horas semanais. O grau de dependência dos residentes determinará os cuidados a ele destinados, sendo 1 cuidador para cada 20 pessoas idosas, ou fração, com carga horária de 8 horas diárias para o grau de dependência I; 1 cuidador para cada 10 pessoas idosas, ou fração, com carga horária de 8 horas diárias para o grau de dependência II; e 1 cuidador para cada 6 pessoas idosas, ou fração, com carga horária de 8 horas diárias para o grau de dependência III (Anvisa, 2021).

Estão previstos também profissionais para atividades de lazer, para serviços de limpeza, para o serviço de alimentação e para o serviço de lavanderia (Anvisa, 2021).

Com relação à infraestrutura física necessária às ILPIs, a RDC n. 502/2021 determina que qualquer construção, reforma ou adaptação na estrutura física deve ser precedida de aprovação de projeto arquitetônico pela autoridade sanitária local, bem como deve haver condições de habitabilidade, higiene, salubridade, segurança e garantia da acessibilidade a todas as pessoas com dificuldade de locomoção, segundo o estabelecido pela legislação.

A RDC n. 502/2021 detalha, ainda, questões de acesso, instalações elétricas e hidráulicas, elevadores, áreas de circulação, normas para instalação de portas, pias e janelas e de outras áreas importantes (Anvisa, 2021).

Algumas dessas especificações relacionadas aos dormitórios estão detalhadas no Quadro 4.2. Assim, no que se refere à atuação dos enfermeiros nas ILPIs, existem dispositivos legais promulgados pelo Conselho Federal de Enfermagem (Cofen), como a Resolução n. 727, de 27 de setembro de 2023, que atualiza a norma técnica sobre a responsabilidade técnica pelo serviço de enfermagem e as atribuições dos enfermeiros responsáveis técnicos nesses locais (Cofen, 2023). O anexo da Resolução n. 620, de 4 de novembro de 2019, trata especificamente de suas responsabilidades nas ILPIs (Cofen, 2019).

Na Resolução n. 727/2023 consta que o enfermeiro responsável técnico tem a responsabilidade pela organização, pelo planejamento, pela coordenação, pela direção e pela avaliação dos serviços de enfermagem. Além disso, deve proporcionar o atendimento seguro, contemplando a necessidade de recursos humanos e materiais para o adequado funcionamento do local. Dessa forma, é fundamental conhecer as especificações técnicas que compõem, entre outras questões, a estrutura física.

Quadro 4.2 – Infraestrutura de dormitórios das ILPIs

Os dormitórios devem ser separados por sexos, para, no máximo, quatro pessoas, dotados de banheiro.
Os dormitórios de uma pessoa devem ter área mínima de 7,50 m², incluindo área para guardar roupas e pertences do residente.
Os dormitórios de duas a quatro pessoas devem ter área mínima de 5,50 m² por cama, incluindo área para guardar roupas e pertences dos residentes.
Os dormitórios devem ser dotados de luz de vigília e campainha de alarme.
Deve ser prevista uma distância mínima de 0,80 m entre duas camas.
O banheiro deve ter área mínima de 3,60 m², com um vaso sanitário, um lavatório e um chuveiro, não sendo permitido qualquer desnível em forma de degrau para conter a água, nem o uso de revestimentos que produzam brilhos e reflexos.

Fonte: Elaborado com base em Anvisa, 2021.

4.5.1 Regulamento técnico para funcionamento das ILPIs

A RDC n. 502/2021 da Anvisa apresenta o regulamento técnico para o funcionamento das ILPIs e cita a importância de um ambiente que preserve a identidade e a privacidade da pessoa idosa, contando com respeito e dignidade. Ademais, deve promover ambiência acolhedora e a convivência de pessoas com diferentes níveis de dependência, bem como favorecer a integração entre os moradores, entre as gerações e entre os familiares. A referida resolução traz, ainda, detalhes sobre as normas que devem ser seguidas no que se refere à estrutura física desses estabelecimentos.

Martinez e Emmel (2013) criaram um instrumento para auxiliar na avaliação da residência de pessoas idosas. Uma parte desse instrumento consta no Quadro 4.3.

Quadro 4.3 – Avaliação ambiental da residência de pessoas idosas

CÔMODO: _____				
Área de circulação da pessoa idosa	Passagens com menos de 90 cm? *	Piso	Desníveis	Presença de obstáculos
	Medidas:	( ) plano ( ) com vãos ( ) com buracos ( ) inclinado Ângulo: ____** ( ) mudança de textura/tipo de piso ( ) colorido ( ) escorregadio***	( ) degrau Altura: ____ ( ) escada**** Altura de cada degrau: ____	( ) vaso ( ) fio ( ) outros: Tapetes: ( ) Soltos ( ) Embutidos ( ) Nivelados***** ( )Bordas fixadas ( ) Antiderrapante

(continua)

(Quadro 4.3 – conclusão)

Transição ou passagem	Largura*	Maçaneta	Desníveis	Passagem coberta?
	Medida: ( ) menos de 75 cm ( ) entre 75 e 90 cm ( ) mais de 90cm	( ) alavanca ( ) giratória ( ) outro tipo Altura da maçaneta ao piso: ___	( ) degrau Altura: ___ ( ) escada**** Altura de cada degrau: ___ ( ) mudança de textura/tipo de piso	( ) sim ( ) não Obs:
Presença de facilitadores	Barra de apoio	Corrimão	Sinalização de informações	Outros
	Quantas: ___ ( ) fixação estável ( ) seção circular ( ) diâmetro < 3 cm ( ) entre 3,0 e 4,5 cm ( ) > 4,5 cm	( ) fixação estável ( ) seção circular ( ) diâmetro < 3 cm ( ) entre 3,0 e 4,5 cm ( ) > 4,5 cm	( ) visual ( ) tátil ( ) sonora ( ) informativa	( ) Interruptor perto da cama ( ) luz de emergência ( ) tapete antiderrapante ( ) cadeira de banho ( ) banco ( ) elevação do sanitário ( ) outros:

* ABNT 9050 deslocamentos: pessoa em pé c/ uma bengala – mínimo de 75 cm; pessoa em pé c/ andador – mínimo de 90 cm.
**O ângulo da inclinação será medido por meio de clinômetro.
***Escorregadio – neste caso, se o idoso julga escorregadio.
**** Considera-se escada dois ou mais degraus.
*****Tapetes nivelados – apresentam diferença menor do que 5 mm do chão (> 5 mm = desnível).

Fonte: Martinez; Emmel, 2013, p. 23.

> **Para saber mais**
>
> Para complementar os estudos sobre os temas deste capítulo, recomendamos a leitura de um guia de prevenção de quedas e do livro de Ecléa Bosi.
>
> BELO HORIZONTE. Prefeitura Municipal. **Prevenção de quedas em idosos.** Belo Horizonte, 2022. Disponível em: <https://prefeitura.pbh.gov.br/sites/default/files/estrutura-de-governo/saude/2022/guia-de-prevencao-de-quedas_29-04-2022.pdf>. Acesso em: 17 nov. 2023.
>
> BOSI, E. **Memória e sociedade**: lembranças de velhos. 17. ed. São Paulo: Companhia das Letras, 1994.

Síntese

Neste capítulo, tratamos do impacto da negligência e dos maus-tratos em relação a pessoas idosas. Vimos como essas manifestações da violência ocorrem e quais são as intervenções pertinentes. Quanto a esse tema, também ressaltamos a importância do planejamento dos ambientes, considerando a questão do envelhecimento da população e também do envelhecimento ativo.

Apresentamos, ainda, importantes informações relacionadas à avaliação familiar e à avaliação do suporte social, tendo em vista que o conhecimento desses temas, na avaliação de enfermagem da pessoa idosa, auxilia na busca para a melhoria da qualidade de vida e do envelhecimento ativo, uma vez que é uma dimensão relevante durante todo o ciclo vital.

Por fim, abordamos a normatização que regulamenta o funcionamento das instituições de longa permanência para idosos (ILPIs).

Questões para revisão

1. Assinale a alternativa correta sobre violência, negligência e maus-tratos em relação à pessoa idosa:
   a) Os abusos físicos, os maus-tratos físicos ou a violência física referem-se a agressões verbais ou gestuais que objetivam aterrorizar a pessoa idosa.
   b) O abuso psicológico, a violência psicológica ou os maus-tratos psicológicos dizem respeito ao uso da força física a fim de compelir a pessoa idosa a fazer o que não deseja, de forma a feri-la, provocar-lhe dor, incapacidade ou morte.
   c) A negligência reflete-se pela recusa ou omissão de cuidados devidos e necessários à pessoa idosa por parte de familiares ou instituições.
   d) O abuso sexual ou a violência sexual manifesta-se pela ausência ou deserção dos responsáveis governamentais, institucionais ou familiares que devem prestar socorro a uma pessoa idosa que necessite de proteção.
   e) A negligência refere-se ao uso de força física contra a integridade física da pessoa idosa.

2. As quedas causam aumento de morbidades e mortalidade entre pessoas idosas, e o profissional de enfermagem em gerontologia deve estar atento à sua prevenção. Sobre esse tema, assinale a alternativa **incorreta** no que diz respeito aos fatores que podem contribuir para as quedas:
   a) Degraus sem sinalização de término.
   b) Uso de chinelos, sapatos desamarrados ou mal-ajustados ou com solado escorregadio.
   c) Carpetes soltos ou com dobras.
   d) Vasos sanitários com barra de proteção.
   e) Cadeiras sem anteparos para os braços.

3. A Resolução de Diretoria Colegiada (RDC) n. 502/2021 da Agência Nacional de Vigilância Sanitária (Anvisa) estabelece o regulamento técnico que define normas de funcionamento para as instituições de longa permanência para idosos (ILPIs). Assinale a alternativa correta sobre essa resolução:
   a) A legislação determina que seja estabelecido o vínculo formal de recursos humanos para trabalhar no local.
   b) O responsável técnico deve cumprir carga horária mínima de cinco horas semanais.
   c) Qualquer construção, reforma ou adaptação na estrutura física, deve ser precedida de aprovação de projeto arquitetônico pela autoridade sanitária local.
   d) O grau de dependência dos residentes determinará os cuidados a ele destinados.
   e) Devem ser previstos profissionais para atividades de lazer, para serviços de limpeza, para o serviço de alimentação e para o serviço de lavanderia.

4. Considerando que a avalição familiar é parte importante da avaliação de enfermagem voltada à pessoa idosa, descreva instrumentos que podem auxiliar o profissional de enfermagem nessa avaliação.

5. Descreva as intervenções de enfermagem em gerontologia que podem ser aplicadas para contribuir para a redução das violências contra as pessoas idosas.

Questões para reflexão

1. Com base nos temas abordados neste capítulo, indique quais intervenções de enfermagem, no seu ponto de vista, são importantes para a prevenção da violência, da negligência ou de maus-tratos em relação a pessoas idosas.

2. Reflita acerca do que pode contribuir para que haja redução da violência e de maus-tratos em relação a pessoas idosas. Elabore um texto escrito com suas considerações.

Capítulo 5
Síndromes geriátricas e cuidados paliativos em gerontologia

Cada pessoa ocupa um lugar singular e irrepetível,
cada existir é único.
(BAKHTIN, 2017)

Conteúdos do capítulo:

- Síndromes geriátricas e as respectivas intervenções de enfermagem.
- Cuidados paliativos em gerontologia.
- Aplicação de escalas de avaliação em cuidados paliativos.

Após o estudo deste capítulo, você será capaz de:

1. reconhecer as principais síndromes geriátricas e o papel da enfermagem nesse cenário;
2. compreender o conceito de cuidados paliativos e sua inter-relação com o envelhecimento;
3. compreender os diversos níveis de atenção da rede de cuidados paliativos em gerontologia.

5.1 Síndromes geriátricas

As síndromes geriátricas são eventos complexos, multifatoriais e inter-relacionados e contribuem para o aumento da morbidade e da mortalidade em pessoas idosas. Assim, associam-se a um conjunto de disfunções orgânicas, com diversas repercussões sociais e funcionais, exigindo um plano de cuidados adequado.

Entre essas síndromes, destacam-se a incapacidade cognitiva, a incapacidade comunicacional, a imobilidade, a instabilidade postural, a insuficiência familiar, as iatrogenias e a incontinência esfincteriana. Essas síndromes ficaram conhecidas como os sete "is" e sua prevalência é alta na gerontologia.

É de responsabilidade do enfermeiro na área da gerontologia identificar precocemente essas síndromes para poder planejar a assistência que deve auxiliar no retardamento do declínio funcional, visto que, quando as síndromes geriátricas estão presentes, a pessoa idosa fica mais vulnerável a desfechos negativos em saúde, como a internação prolongada e o óbito. Além disso, esse profissional está presente em todos os níveis de atenção à saúde e é capazes de estruturar e implementar ações de promoção à saúde, preventivas, curativas, de reabilitação ou paliativas (Lenardt et al., 2020).

Na atenção domiciliar, é fundamental um olhar atento para a prevenção, o controle e o tratamento das síndromes geriátricas, pois o domicílio é um local com potencial de expansão e qualificação dos processos de cuidado, em virtude do envelhecimento da população e, ainda, pelo fato de poder refletir mais humanização nas relações de cuidado.

Não abordaremos, neste capítulo, a incontinência esfincteriana e a insuficiência familiar, visto que esses temas já foram abordados anteriormente.

No Quadro 5.1, descrevemos algumas das síndromes geriátricas, os diagnósticos e as intervenções de enfermagem correspondentes.

Quadro 5.1 – Diagnósticos e intervenções de enfermagem aplicados à incapacidade cognitiva, à incapacidade comunicacional, à imobilidade e às iatrogenias

Síndrome geriátrica	Enunciados dos diagnósticos de enfermagem taxonomia Nanda
Incapacidade cognitiva **O que avaliar:** alterações na memória, nas funções executivas, praxia, linguagem, gnosia e função visual e espacial. **Causas:** demências, depressão, *delirium*.	Risco de confusão aguda. Confusão crônica. Memória prejudicada.
Incapacidade comunicacional **O que avaliar:** deficiência na visão, deficiência na audição, dificuldade na produção e emissão da voz e da linguagem e na motricidade orofacial. **Causas:** falta de dentes, próteses dentárias desajustadas, demências, doença de Parkinson, tabagismo, consumo de álcool, entre outras causas.	Comunicação verbal prejudicada.
Imobilidade **O que avaliar:** imobilidade parcial ou completa; incapacidade para deambular, para realizar transferência, para sentar-se, para realizar reposicionamento no leito ou na cadeira e para movimentar os membros. **Causas:** quedas, doenças crônicas, eventos agudos, interação medicamentosa, cirurgias, queda na funcionalidade, entre outras.	Mobilidade física prejudicada. Capacidade de transferência prejudicada. Deambulação prejudicada. Levantar-se prejudicado. Mobilidade no leito prejudicada. Sentar-se prejudicado. Déficit no autocuidado para banho. Déficit no autocuidado pata vestir-se. Déficit no autocuidado para alimentação.

(continua)

(Quadro 5.1 – conclusão)

Síndrome geriátrica	Enunciados dos diagnósticos de enfermagem taxonomia Nanda
Iatrogenias **O que avaliar:** iatrofarmacogenias, internações hospitalares sem indicações bem definidas, iatrogenia da palavra, do silêncio, subdiagnóstico, cascata propedêutica, distanásia e prescrição de intervenções fúteis e/ou sem comprovação científica.	Risco de função hepática prejudicada. Risco de perfusão renal ineficaz. Risco de quedas. Náusea. Comportamento de saúde propenso a risco. Controle ineficaz da saúde. Risco de desequilíbrio eletrolítico.

Fonte: Lenardt et al., 2020.

Com relação à **incapacidade cognitiva**, a avaliação envolve a identificação de alterações e de déficit na saúde mental, considerando-se que o desempenho físico e social é diretamente relacionado à capacidade cognitiva (Brasil, 2007). Assim, a incapacidade cognitiva reflete o comprometimento das habilidades de compreensão e de resolução de questões cotidianas, que têm repercussão na autonomia, na qualidade de vida e na independência (Lenardt et al., 2020).

Entre as principais causas da incapacidade cognitiva estão depressão, demência, *delirium*, transtornos mentais, como esquizofrenia, oligofrenia, caracterizada pela deficiência do desenvolvimento mental, abrangendo a personalidade e impactando o comportamento intelectual, e parafrenia, caracterizada por paranoias, alucinações, ausência de sintomas afetivos e desorganização do pensamento, porém com preservação da personalidade (Moraes; Marino; Santos, 2010).

No caso do *delirium*, o início é agudo e ocorre, em geral, com mais frequência à noite, com intervalos de lucidez durante o dia, podendo ter duração de horas ou até mesmo semanas. O nível de consciência pode ficar reduzido, com desorientação no tempo, no espaço e na memória imediata, comumente acompanhada de alucinações visuais e linguagem incoerente. O *delirium* pode estar relacionado a doenças, como infecções, ou até mesmo à assistência em saúde pela mudança de ambiente.

Já as demências têm caráter insidioso e progridem lentamente, com duração de meses a anos. Há preservação da consciência até mesmo em estágios avançados, bem como da atenção, mas com orientação no tempo e no espaço alterada. A memória sofre alterações e gera dificuldade de encontrar palavras para expressar-se. As principais causas de demência são a doença de Alzheimer, a demência de corpos de Lewy, a demência associada à doença de Parkinson e a demência frontotemporal (Moraes; Marino; Santos, 2010).

Como intervenções de enfermagem para detecção de anormalidades, destacamos a aplicação das escalas de Katz e de Lawton-Brody e o Miniexame do Estado Mental (MEEM), descritos no capítulo que versa sobre a avaliação em gerontologia.

Além disso, é importante diferenciar as características relacionadas à demência, ao *delirium* e à depressão. No caso do *delirium*, é preciso identificar os fatores que possam desencadeá-lo; verificar o nível de envolvimento da família com a pessoa idosa; orientar sobre a necessidade de interação social, de atividades de lazer, de atividades de estímulo à memória, à cognição e à linguagem; orientar sobre a importância do uso de relógios e de calendários para estimular a orientação no tempo e no espaço; e, por fim, evitar períodos prolongados de isolamento (Lenardt et al., 2020).

No modelo de fragilidade multidimensional, elaborado por Moraes et al. (2016), que define a estratificação clínica e funcional da pessoa idosa, é possível verificar, na parte inferior da Figura 5.1, a representação das síndromes geriátricas. Na avaliação gerontológica, o enfermeiro deve avaliar se a síndrome geriátrica, quando presente, interfere na autonomia, ou seja, na capacidade de decisão, e na independência, caracterizada pela capacidade de execução de atividades de vida diária e atividades de autocuidado.

Figura 5.1 – Modelo de fragilidade multidimensional
da pessoa idosa

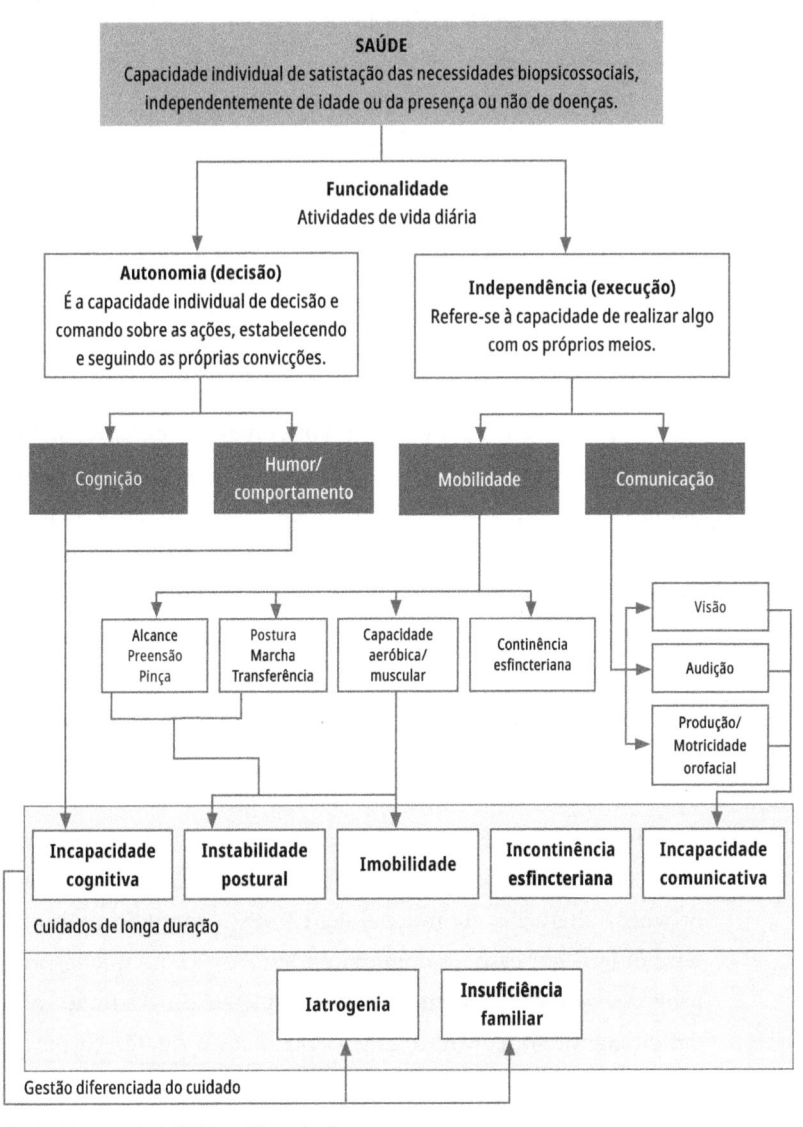

SAÚDE
Capacidade individual de satisfação das necessidades biopsicossociais, independentemente de idade ou da presença ou não de doenças.

Funcionalidade
Atividades de vida diária

Autonomia (decisão)
É a capacidade individual de decisão e comando sobre as ações, estabelecendo e seguindo as próprias convicções.

Independência (execução)
Refere-se à capacidade de realizar algo com os próprios meios.

Cognição | Humor/comportamento | Mobilidade | Comunicação

Alcance Preensão Pinça | Postura Marcha Transferência | Capacidade aeróbica/muscular | Continência esfincteriana | Visão | Audição | Produção/Motricidade orofacial

Incapacidade cognitiva | **Instabilidade postural** | **Imobilidade** | **Incontinência esfincteriana** | **Incapacidade comunicativa**

Cuidados de longa duração

Iatrogenia | **Insuficiência familiar**

Gestão diferenciada do cuidado

Fonte: Moraes et al., 2016, p. 27, tradução nossa.

A **incapacidade comunicativa** é caracterizada por alterações no estabelecimento de contato produtivo com o meio e com as pessoas, na manifestação de sentimentos, desejos e posicionamentos, ou seja, relaciona-se com a comunicação. Sabemos que a comunicação é importante, uma vez que nos auxilia na compreensão e na interação com o mundo. As alterações na capacidade comunicativa podem ser a causa de redução na participação social (Moraes et al., 2016). Essas alterações podem estar presentes na audição, na visão e na linguagem.

Como intervenções de enfermagem, ressaltamos a orientação de falar com a pessoa idosa de forma pausada, com tom de voz adequado, em locais mais silenciosos, dirigindo-se a ela pelo nome, sem jamais gritar com ela. Posicionar-se de frente para a pessoa, de forma que ela possa interpretar tanto a leitura labial quanto a comunicação não verbalizada, é uma atitude essencial nas intervenções. É importante também incentivá-la a falar e a escrever, bem como a utilizar livros, *tablets*, *smartphones* e relógios com letras grandes. Deve-se orientá-la a manter óculos limpos e a seu alcance e, em casos específicos, observar se o aparelho auditivo está funcionando. Também é preciso encaminhar a pessoa para avaliação de otorrinolaringologista, fonoaudiólogo e oftalmologista periodicamente (Lenardt et al, 2020).

A **imobilidade** é entendida como qualquer alteração ou limitação no movimento ou no deslocamento no espaço, podendo provocar alterações na independência. Essa condição pode ser temporária, em caso de doenças ou agravos, como quedas, ou progressiva, levando à imobilidade completa e progredindo com déficit cognitivo, contraturas generalizadas e rigidez corporal, afasia, incontinência urinária e fecal, disfagia e até mesmo lesões por pressão (Moraes et al., 2016).

A imobilidade pode ser classificada em cinco graus: grau I, quando a pessoa é incapaz de deambular; grau II, quando é incapaz de realizar transferência; grau III, quando é incapaz de sentar-se; grau IV, quando não consegue realizar reposicionamento no leito ou na cadeira; e grau V, quando não movimenta os membros superiores e/ou inferiores (Moraes; Moraes, 2016).

Como intervenções de enfermagem voltadas às dificuldades de mobilidade, é fundamental o trabalho preventivo com a movimentação corporal adequada a cada pessoa (Lenardt et al., 2020).

A **instabilidade postural** também deve ser avaliada, pois as deficiências no controle postural e no equilíbrio levam a quedas. Assim, é importante analisar as condições relacionadas com sua ocorrência, bem como sinais e sintomas que a precederam (Moraes et al., 2016), como alterações na marcha, alterações visuais e sensoriais, queda ou elevação da pressão arterial e/ou da glicemia.

Nesse cenário, como intervenções de enfermagem, indicamos o registro de quedas, analisando-se as causas e os fatores predisponentes; orientações acerca da prevenção de quedas; a avaliação do ambiente para evitar fatores externos que contribuam para as quedas; a avaliação de seu nível de tolerância para atividades físicas; o auxílio na elaboração de um plano de exercícios de força, flexibilidade e resistência (Lenardt et al., 2020).

Além disso, destacamos a importância da verificação dos sinais vitais periodicamente, incluindo pressão arterial e frequência cardíaca, bem como os níveis de glicemia. É importante ensinar os familiares e cuidadores a executar essa verificação e esse monitoramento.

Por fim, é necessário avaliar as **iatrogenias**, consideradas situações não esperadas desencadeadas pela assistência à saúde, como as reações adversas a medicamentos, a interação medicamentosa, a polifarmácia e as polipatogenias. Essas situações trazem prejuízo à pessoa idosa pela omissão ou pela ação de profissionais de saúde (Lenardt et al., 2020).

Para prevenir as iatrogenias, é fundamental que o profissional de enfermagem tenha bem claras a descrição, a atualização e a supervisão dos processos de trabalho que envolvem a assistência à saúde de pessoas idosas, a fim de proporcionar segurança e qualidade no atendimento.

Nesse contexto, Yuaso (2021, p. 5) destaca que é importante o processo de reabilitação, que "pode ocorrer durante um período determinado e envolver intervenções simples ou múltiplas, realizadas por uma pessoa ou por uma equipe de reabilitação". A autora também explica que a reabilitação pode ser necessária na fase inicial, quando o problema é detectado, ou manter-se permanentemente (Yuaso, 2021).

5.2 Gerontologia e cuidados paliativos

Em virtude da crescente necessidade de encaminhamento de pessoas idosas, no final da vida, para a atenção domiciliar, a importância da abordagem em cuidados paliativos torna-se cada vez mais evidente. Nesse cenário, é preciso reconhecer que a atenção domiciliar é um dos eixos que compõem a rede de atenção em cuidados paliativos para que essa abordagem possa ter um caráter abrangente e equitativo, considerando-se toda a diversidade e a amplitude do território brasileiro e toda a complexidade dos sistemas de saúde (Brasil, 2013).

A inclusão dos cuidados paliativos na atenção domiciliar não se deve exclusivamente à necessidade de considerar um local para a morte da pessoa, tendo em vista suas preferências e as de seus familiares. Trata-se do atendimento às diversas demandas de saúde que derivam dessa fase da vida, bem como da prevenção de agravos e das síndromes geriátricas (Brasil, 2013).

Se o limite da vida é a morte, a velhice é um momento da existência humana em que há maior proximidade desse limite, apesar de o processo de morrer não ocorrer, de forma exclusiva, na senioridade (Almeida; Lourenço, 2009).

Fazendo um contraponto entre a morte e a velhice, ao negar a morte e interditá-la na vida social, podemos fazer o mesmo com a velhice, pela proximidade entre elas (Menezes; Lopes, 2014; Santos, 2011; Beauvoir, 2018).

No decorrer dos anos, as pessoas veem o surgimento de doenças crônicas e degenerativas, com o distanciamento dos filhos, com a aposentadoria, com a morte de cônjuges, parentes e amigos (Almeida; Lourenço, 2009), além de vivenciar mudanças em seus papéis sociais e em seu vigor físico, em uma trajetória que se encerra com a morte.

Ao refletirem sobre essa sucessão de perdas, as pessoas idosas podem vislumbrar um contexto negativo, em que a velhice é percebida, fazendo-as pensar em sua própria morte e, consequentemente, no luto (Menezes; Lopes, 2014; Frumi; Celich, 2006).

Nesse sentido, as concepções sobre a velhice, a morte e o luto não têm relação direta, apenas, com aspectos biológicos do envelhecimento, mas também com o contexto socio-histórico em que são experienciados, refletindo e refratando uma construção social (Bosi, 1994), estabelecendo uma importante relação com os cuidados paliativos.

Visto que o tema da velhice vem recebendo destaque em diversos cenários, gerando debates e propiciando reflexões a respeito do enfrentamento de desafios que advêm do aumento da longevidade, no que se refere à gestão coletiva dos problemas sociais, é importante compreender a inserção dos cuidados paliativos nesse horizonte (Almeida; Lourenço, 2009).

O Ministério da Saúde, por meio da Resolução n. 41, de 31 de outubro de 2018, define:

> Art. 2º Cuidados paliativos consistem na assistência promovida por uma equipe multidisciplinar, que objetiva a melhoria da qualidade de vida do paciente e seus familiares, diante de uma doença que ameace a vida, por meio da prevenção e alívio do sofrimento, da identificação precoce, avaliação impecável e tratamento de dor e demais sintomas físicos, sociais, psicológicos e espirituais. (Brasil, 2018a)

A Figura 5.2 ilustra os diversos momentos em que a abordagem em cuidados paliativos é necessária, o que, no caso de pessoas idosas, inclui a fase de fragilidade, prosseguindo no acompanhamento durante o processo de morrer, a morte e o luto.

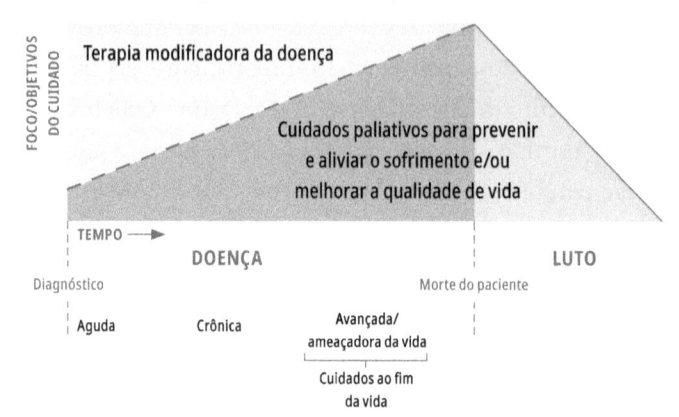

Figura 5.2 – Abordagem em cuidados paliativos

[Diagrama com eixo FOCO/OBJETIVOS DO CUIDADO mostrando "Terapia modificadora da doença" e "Cuidados paliativos para prevenir e aliviar o sofrimento e/ou melhorar a qualidade de vida", ao longo do eixo TEMPO com as fases: Diagnóstico, Aguda, Crônica, Avançada/ameaçadora da vida, Cuidados ao fim da vida, Morte do paciente (DOENÇA) e LUTO]

Fonte: SBGG, 2015, p. 9.

No Brasil, a Resolução n. 41/2018 do Ministério da Saúde "dispõe sobre as diretrizes para a organização dos cuidados paliativos, à luz dos cuidados continuados integrados, no âmbito Sistema Único de Saúde (SUS)" (Brasil, 2018a, art. 1º), que devem "ser ofertados em qualquer ponto da rede de atenção à saúde", incluindo a atenção básica, a assistência domiciliar, a atenção ambulatorial, a urgência e emergência e a atenção hospitalar (Brasil, 2018a, art. 5º).

Na literatura sobre cuidados paliativos e nas mídias em geral, encontramos o termo *hospice*, uma palavra, em inglês, que designa unidades especializadas em cuidados paliativos. Esse termo foi utilizado pela primeira vez na França, em 1842, porém as premissas e os princípios da aplicação dos cuidados paliativos em *hospices* podem ser praticados em diversos locais e em diversos níveis da atenção em saúde (Santos, 2011).

As pessoas idosas representam grande parte das que morrem em decorrência de complicações de doenças crônicas não transmissíveis (DCNTs), por vezes com variáveis níveis de dependência e de fragilidade. Além disso, eventualmente, podem contar com pouca estrutura para o cuidado e, em alguns casos, moram sozinhas em suas casas, em instituições de longa permanência para idosos (ILPIs) ou em casas de familiares, com diferentes níveis de estrutura, de qualidade e de segurança no cuidado multidimensional.

Quando há ausência de familiares, é vital estabelecer, em conjunto com a pessoa, um tutor, alguém de sua escolha ou de sua confiança, que possa ser ouvido e que possa dialogar com a equipe de saúde em situações em que a autonomia da pessoa idosa e a incapacidade não permitirem a expressão de suas vontades e de seus desejos.

Santos (2011) apresenta alguns pontos para reflexão que relacionam os cuidados paliativos à geriatria e à gerontologia: comprometimento intenso da qualidade de vida em estágios avançados das doenças, tratamento inadequado para os diversos tipos de sofrimentos, sistema de cuidados fragmentado, empobrecimento da comunicação entre profissionais, pacientes e familiares, enorme sobrecarga do cuidador e dos sistemas de apoio.

O contexto dos cuidados paliativos às pessoas idosas é ainda diverso em alguns aspectos daqueles em que figuram outras faixas etárias, já que pode haver longa duração das doenças e de suas morbidades durante o envelhecimento.

Algumas ocorrências agudas ou crônicas, frequentes em pessoas idosas, contempladas na descrição das síndromes geriátricas, como as quedas, a desidratação, o *delirium*, a imobilidade, as incontinências esfincterianas, os déficits sensoriais e cognitivos, as infecções e as iatrogenias, diferenciam os cuidados paliativos na vida da pessoa idosa dos cuidados paliativos de pessoas em outras faixas etárias. Também se incluem as demências e a transição da robustez para a fragilidade, configurando-se a síndrome do idoso frágil.

De acordo com os diagnósticos de enfermagem da Nanda-I (Herdman; Kamitsuru, 2018), a síndrome do idoso frágil é conceituada como o estado dinâmico de equilíbrio instável que afeta a pessoa idosa, passa por deterioração em um ou mais domínios de saúde (físico, funcional, psicológico ou social) e leva ao aumento da suscetibilidade a efeitos de saúde adversos, em particular a incapacidade.

Como fatores relacionados à síndrome do idoso frágil, citamos a ansiedade, o apoio social insuficiente, o isolamento social, o conhecimento insuficiente sobre fatores modificáveis que poderiam contribuir para a qualidade de vida, a depressão, a desnutrição, o estilo de vida sedentário, a exaustão, a fraqueza muscular e a força muscular reduzida, a intolerância à atividade, o medo de quedas, a obesidade, a redução da energia e a tristeza (Herdman; Kamitsuru, 2018).

Além disso, populações de risco devem ser consideradas como aquelas em que idosos e idosas apresentam baixo nível educacional, desfavorecimento econômico, etnia diferente da caucasiana, histórico prévio de quedas e hospitalização prolongada, idade igual ou maior a 70 anos, moram só e vivem em espaços limitados e expostos à vulnerabilidade social (Herdman; Kamitsuru, 2018).

Destacamos que a fragilidade também pode caracterizar-se em situações familiares, sociais, psicoafetivas e espirituais, por isso é preciso estar atento a essas dimensões, em que são necessárias ações paliativas.

As mudanças fisiológicas têm implicações nos cuidados paliativos, visto que podem alterar significativamente todos os órgãos e sistemas, bem como sobrecarregar a estrutura familiar de apoio.

Santos (2011) aponta algumas questões que têm maior repercussão na abordagem paliativa no envelhecimento: mudanças nas funções hepáticas, renais, gástricas e seu impacto, como a ação de medicamentos que atuam no sistema nervoso central; alterações na quantidade de água e de gordura no organismo, que podem interferir na absorção dos medicamentos; e interferência na eliminação destes.

O autor destaca ainda as mudanças nas funções cardiovasculares e respiratórias que podem comprometer sobremaneira a funcionalidade e a reserva funcional, limitando a *performance* e o *status*, bem como o efeito dos medicamentos (Santos, 2011).

A pele também sofre alterações que podem contribuir para morbidades, como as lesões por pressão (LPs), as lesões por fricção, as lesões ocasionadas por adesivos médicos, a dermatite associada à incontinência e a dificuldade na cicatrização, carecendo de medidas preventivas (Domansky; Borges, 2012), como vimos em capítulo anterior.

A boca seca e a perda da dentição, da audição e da visão também influenciam na qualidade de vida e nas formas de cuidado, impactando diversas áreas da dimensão humana, como a social, a familiar, a espiritual e a afetiva (Santos, 2011).

Nesse contexto, o profissional da área de saúde deve preparar-se para conhecer todas essas alterações e as formas de cuidado que possam contribuir para a qualidade de vida remanescente e para o alívio do sofrimento, reconhecendo a unicidade do ser humano e a diversidade de meios disponíveis nas diversas estruturas de cuidado.

Ao pensarmos em cuidados paliativos oferecidos a pessoas idosas, devemos lembrar que os profissionais que atuam na atenção básica e na saúde suplementar têm sob sua responsabilidade um grande grupo de pessoas e, nesse caso, é fundamental racionalizar e otimizar o trabalho e os recursos. Além disso, identificar a pessoa idosa com risco de fragilização pode auxiliar no planejamento do cuidado, envolvendo o pensamento acerca da cascata de eventos que podem culminar na perda da autonomia e até na morte (Caldas; Cavaletti, 2019).

Assim, podemos considerar as pessoas idosas em três grandes grupos distintos. O primeiro corresponde às pessoas idosas com independência e autonomia; o segundo envolve as que apresentam algum tipo de dependência; e o terceiro, as que apresentam alta dependência e que, por isso, demandariam autocuidado apoiado. Entre 70% e 80% das pessoas idosas não necessitam de ajuda para as atividades de vida diária (AVDs), caracterizando o grupo 1; 20% a 30% das pessoas idosas têm condições complexas em saúde, necessitando de alguma ajuda e supervisão e de maior gestão no acompanhamento de sua condição de saúde, caracterizando o grupo 2; as pessoas que necessitam de gestão individual do caso representam cerca de 1% a 5% dos idosos, com condições altamente complexas e especializadas, correspondendo ao grupo 3 (Caldas; Cavaletti, 2019).

Em excelente publicação sobre a fragilidade e sua relação com os cuidados paliativos, Santos (2011) afirma que os sintomas e sinais de fragilidade são marcados por perda de reservas funcionais e fisiológicas que frequentemente se associam a diversos prognósticos clínicos negativos.

O mesmo autor explica ainda que os marcadores de maior fragilidade seriam aqueles ligados à perda de força, ao declínio da massa magra, ao equilíbrio alterado, à perda de peso, a baixos níveis de atividade e à baixa resistência e fadiga, influenciados pela genética e por fatores ambientais (Santos, 2011).

Santos (2011) destaca, então, a importância de planejar o cuidado, tendo em mente seus objetivos: um planejamento quando houver necessidade de cuidados avançados; planejamento financeiro; manejo de sintomas multidimensionais; apoio familiar; cuidado espiritual; avaliação, monitoramento e controle da dependência funcional e reabilitação; manejo de comorbidades.

No entanto, como bem observado por Santos (2011), mesmo diante de tantas alterações provocadas pelo envelhecimento, esse período é também um momento da existência de grande oportunidade para o crescimento da experiência espiritual e existencial proporcionada pelo fim da vida (Santos, 2011). Por fim, Santos (2011) chama a atenção para o fato de que, a despeito de toda a tecnologia e de todos os cuidados, não se pode erradicar da condição humana sua mortalidade.

Desse modo, dialogar sobre o morrer e a morte é imprescindível. Nesse sentido, destacamos o jogo Cartas na Mesa, editado pela Sociedade Brasileira de Geriatria e Gerontologia (SBGG, 2023a), que tem a proposta de fomentar a conversa sobre as diretivas antecipadas de vontade (DAV) ao final da vida. Com o uso dessa e de outras ferramentas, é possível contribuir para o diálogo pessoal, familiar e social acerca das preferências individuais nessa fase da vida e descrever, de forma antecipada, os desejos da pessoa ao final da vida.

Como afirma Simone de Beauvoir (2018) em seu estudo sobre a velhice, a involução senil de um homem produz-se sempre no seio de uma sociedade; ela dependerá estritamente da natureza dessa sociedade e do lugar que nela ocupa o indivíduo em questão.

Assim, ao dialogarmos e buscarmos mais conhecimento sobre a velhice e sobre os cuidados paliativos que envolvem os cuidados no fim da vida e no luto, certamente ampliaremos a consciência sobre o tema e, de forma única, poderemos contribuir para a evolução do pensamento social sobre a questão.

Fundamentalmente, esses cuidados passam pela escuta ativa das vozes dos idosos e das idosas, de seus anseios, suas reflexões, suas histórias e suas experiências, primando-se pelo respeito profissional à autonomia desse público em situações como o fim da vida.

No Quadro 5.2, apresentamos a Escala de Desempenho em Cuidados Paliativos (EDCP v2), ou *Palliative Performance Scale* (PPS). A escala pode ser utilizada diariamente com pessoas internadas, no nível ambulatorial, e em visitas domiciliares. No caso da enfermagem, pode ser usada também na consulta de enfermagem.

O instrumento tem 11 níveis de *performance*, com pontuação de 0 a 100 e, quanto maior a pontuação, melhor a *performance* da pessoa. Ao utilizar a escala periodicamente, é possível registrar a pontuação em um gráfico, para fazer o acompanhamento da pessoa, identificando declínios na pontuação.

Quadro 5.2 – Escala de Desempenho em Cuidados Paliativos versão 2 (EDCP v2)

PPS	Deambulação	Atividade e evidência da doença	Autocuidado	Ingesta	Nível da consciência
PPS 100%	Completa	Atividade normal e trabalho; sem evidência de doença	Completo	Normal	Completa
PPS 90%	Completa	Atividade normal e trabalho; alguma evidência de doença	Completo	Normal	Completa
PPS 80%	Completa	Atividade normal e trabalho; alguma evidência de doença	Completo	Normal ou reduzida	Completa
PPS 70%	Reduzida	Incapaz para o trabalho; doença significativa	Completo	Normal ou reduzida	Completa
PPS 60%	Reduzida	Incapaz para hobbies/ trabalho doméstico; doença significativa	Assistência ocasional	Normal ou reduzida	Completa ou períodos de confusão
PPS 50%	Maior parte do tempo sentado ou deitado	Incapacitado para qualquer trabalho; doença extensa	Assistência considerável	Normal ou reduzida	Completa ou períodos de confusão
PPS 40%	Maior parte do tempo acamado	Incapaz para a maioria das atividades; doença extensa	Assistência quase completa	Normal ou reduzida	Completa ou sonolência +/- confusão
PPS 30%	Totalmente acamado	Incapaz para qualquer atividade; doença extensa	Dependência completa	Normal ou reduzida	Completa ou sonolência +/- confusão

(continua)

(Quadro 5.2 – conclusão)

PPS	Deambulação	Atividade e evidência da doença	Autocuidado	Ingesta	Nível da consciência
PPS 20%	Totalmente acamado	Incapaz para qualquer atividade; doença extensa	Dependência completa	Mínima a pequenos goles	Completa ou sonolência +/– confusão
PPS 10%	Totalmente acamado	Incapaz para qualquer atividade; doença extensa	Dependência completa	Cuidados com a boca	Sonolento ou coma +/– confusão
PPS 0%	Morte	–	–	–	–

Fonte: Victoria Hospice Society, 2009.

Maciel (2012), no *Manual de cuidados paliativos ANCP*, da Academia Nacional de Cuidados Paliativos, apresenta um exemplo de utilização dessa escala que pode ser útil na compreensão de sua aplicação.

O Sr. AS, 89 anos, com diagnóstico de Carcinoma Espinocelular de esôfago, era acompanhado no domicílio e o último registro de PPS era de 60% em 4 de janeiro, uma semana antes da internação hospitalar, que durou 19 dias. No pronto socorro, em 12/01, a queixa inicial era de confusão e sonolência e PPS de 40%, atribuído inicialmente à infecção do trato urinário. No primeiro dia na enfermaria, fez quadro de *delirium* agitado, seguido de torpor, caindo o PPS para 10%. O diagnóstico definitivo foi de hipercalcemia. Iniciado o tratamento, houve resposta razoável, elevando o PPS a 30%. Após 7 dias de tratamento e ajustes terapêuticos, começa a recuperar desempenho funcional e retorna a 50%, patamar ideal para alta hospitalar, em 29 de janeiro. (Maciel, 2012, p. 35)

O Gráfico 5.1 é o registro da escala de PPS diário, com base no caso descrito na citação anterior.

Gráfico 5.1 – Registro de uma escala de PPS diário

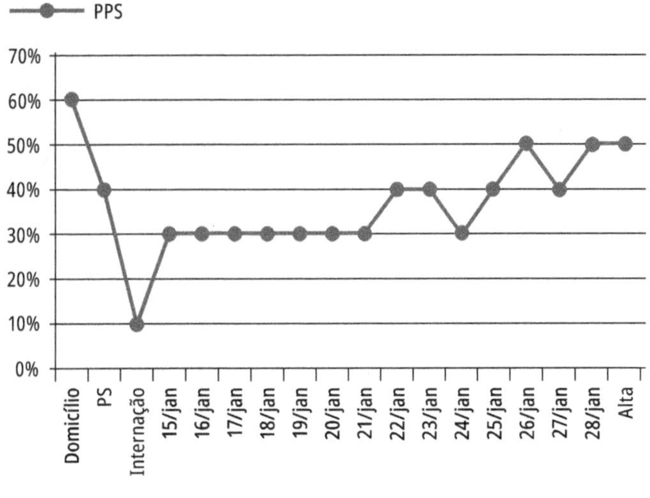

Fonte: Maciel, 2012, p. 35.

5.3 Modalidades da assistência gerontológica em cuidados paliativos

Os cuidados paliativos devem estar disponíveis nos vários níveis de atenção à saúde e em diversos locais. Entre esses locais e cenários estão a atenção hospitalar, a atenção e a internação domiciliar, as consultas ambulatoriais em diferentes especialidades, o hospital dia, os serviços de urgência e emergência, os serviços especializados no atendimento ambulatorial e na internação em cuidados paliativos e os *hospices*.

Devem existir unidades e equipes especializadas em cuidados paliativos nos diversos níveis de atenção à saúde, situadas em locais específicos, com a função de atender às situações mais difíceis e que requeiram cuidado especializado. Essas unidades ou serviços devem contar com equipes interdisciplinares com formação específica na área e com estrutura física adequada para as pessoas, contemplando a presença permanente dos familiares, que farão parte da unidade de cuidados.

Segundo a Academia Nacional de Cuidados Paliativos (ANCP), no Brasil, o início de ações paliativas isoladas e discussões sobre o tema ocorreu nos anos 1970, com o surgimento dos primeiros serviços de cuidados paliativos na década de 1990. Na atualidade, o número de equipes de cuidados paliativos é pequeno diante das demandas populacionais, e os serviços que oferecem cuidados baseados em critérios científicos e de qualidade são menos numerosos ainda. Há, no entanto, a previsão de que esse cenário mude gradativamente, mas, para que isso ocorra, são fundamentais a conscientização da população brasileira sobre o tema, a criação de políticas públicas, a especialização e a regularização profissional na área (ANCP, 2023).

Ademais, é importante que os demais serviços, nos diversos níveis de atenção, também tenham conhecimentos básicos sobre os princípios e objetivos dos cuidados paliativos, para que possam participar da rede de atenção em saúde, alinhados à política nacional de cuidados paliativos para o Sistema Único de Saúde (SUS), criada pela Resolução n. 41/2018 do Ministério da Saúde (Brasil, 2018a).

Desde a publicação das diretrizes para a organização dos cuidados paliativos no país, por meio da Resolução n. 41/2018, a importância de sua ampla utilização por diversas faixas etárias e em vários níveis de atenção à saúde é ressaltada. Distante de suprir todas as necessidades nacionais em cuidados paliativos e ainda com diversos pontos para reflexão e passíveis de modificação, o texto marca o início da organização desses cuidados no país. Cada local apresenta vantagens e desvantagens na relação de cuidados, as quais devem ser debatidas para a busca de melhoria no atendimento.

No Quadro 5.3, apresentamos algumas propostas de cuidados paliativos na rede de atenção à saúde.

Quadro 5.3 – Rede de atenção à saúde em cuidados paliativos no Brasil

Nível de atenção à saúde	Proposta em cuidados paliativos
Atenção básica	Ordenar e coordenar o cuidado. Responsável pelo acompanhamento dos utentes com doenças ameaçadoras de vida em seu território, prevalecendo o cuidado longitudinal, ofertado pelas equipes de atenção básica, conjuntamente com o Núcleo Ampliado de Saúde da Família (NASF-AB). Ter disponível, como retaguarda, os demais pontos da rede de atenção, quando necessário.
Atenção domiciliar	Composição de equipes de atenção domiciliar. Modalidade de trabalho definida conforme a intensidade do cuidado, observando-se o plano terapêutico individual. Contribuição para que o domicílio seja principal *locus* de cuidado no período de terminalidade de vida, sempre que desejado e possível. Indicado para aqueles que necessitarem de cuidados paliativos, que estiverem restritos ao leito ou ao domicílio, sempre que esta for considerada a oferta de cuidado mais oportuna.
Atenção ambulatorial	Estruturada para o atendimento das demandas em cuidados paliativos oriundas de outros pontos de atenção em saúde da rede.
Urgência e emergência	Prestação de cuidados no alívio dos sintomas agudizados. Foco no conforto e na dignidade da pessoa. Serviços alinhados às melhores práticas e evidências disponíveis.
Atenção hospitalar	Direcionado ao controle de sintomas que não sejam passíveis de controle em outro nível de assistência.

Fonte: Elaborado com base em Brasil, 2018a.

Destacamos que outra modalidade de assistência gerontológica em cuidados paliativos deve incluir as pessoas em residência assistida em ILPIs.

> **Para saber mais**
>
> Para conhecer um pouco mais sobre os cuidados paliativos, sugerimos a leitura do manual indicado a seguir.
>
> CARVALHO, R. T. de; PARSONS, H. A. (Org.). **Manual de cuidados paliativos ANCP**. 2. ed. ampl. e atual. São Paulo: Academia Nacional de Cuidados Paliativos, 2012. Disponível em: <https://biblioteca.cofen.gov.br/wp-content/uploads/2017/05/Manual-de-cuidados-paliativos-ANCP.pdf>. Acesso em: 17 nov. 2023.

Síntese

Neste capítulo, abordamos as síndromes geriátricas e os cuidados paliativos na gerontologia, bem como o papel da enfermagem nesses contextos.

A compreensão acerca dos cuidados paliativos é fundamental para que os enfermeiros criem um planejamento de cuidados que vise à redução do sofrimento e promova o conforto e a dignidade. Além disso, é preciso contribuir para que os temas relacionados ao final da vida sejam debatidos, pesquisados e ensinados.

Questões para revisão

1. Assinale a alternativa que **não** indica uma síndrome geriátrica:
   a) Incapacidade cognitiva.
   b) Mobilidade preservada.
   c) Incapacidade comunicacional.
   d) Insuficiência familiar.
   e) Iatrogenias.

2. Assinale a alternativa que indica o que deve ser avaliado nos casos de iatrogenias:
   a) As internações hospitalares sem indicações bem definidas, o subdiagnóstico de doenças, a prescrição de intervenções fúteis e/ou sem comprovação científica.
   b) As alterações na memória, nas funções executivas, a praxia, a linguagem, a gnosia.
   c) A dificuldade na produção e na emissão da voz, no uso da linguagem e na motricidade orofacial.
   d) A capacidade para deambular, para realizar transferência e para sentar-se.
   e) A capacidade para reposicionar-se no leito ou na cadeira e para movimentar os membros.

3. Assinale a alternativa **incorreta** sobre as intervenções de enfermagem com relação à incapacidade comunicacional em pessoas idosas:
   a) Falar com a pessoa idosa de forma pausada, com tom de voz adequado, chamando-a pelo nome.
   b) Reposicionar a pessoa idosa no leito a cada duas horas, no caso de estar acamada.

c) Buscar lugares silenciosos para dialogar com a pessoa idosa.
d) Utilizar criatividade na comunicação, como escrita e gestos.
e) Posicionar-se de frente para a pessoa idosa de forma que ela possa interpretar a leitura labial e a comunicação não verbalizada.

4. Entre as síndromes geriátricas, a instabilidade postural requer atenção, pois é fator de risco para quedas. Descreva as intervenções de enfermagem quando se identifica a instabilidade postural. Justifique sua escolha.

5. Explique o que são cuidados paliativos.

Questão para reflexão

1. O que pode ser feito pelo enfermeiro em relação aos cuidados paliativos a pessoas idosas no cenário da atenção domiciliar? Com base na abordagem deste capítulo e em outras pesquisas, elabore um texto escrito com sua argumentação e compartilhe suas conclusões com seu grupo de estudo.

Considerações finais

Nesta obra, procuramos tratar de assuntos que consideramos relevantes para a atuação da enfermagem em gerontologia.

Nosso objetivo primeiro foi o de contribuir para o empoderamento pessoal e para o envolvimento profissional em questões relacionadas ao cuidado, à educação, à atuação política, à gestão e à pesquisa.

Buscamos mostrar, por meio da abordagem dos conteúdos aqui desenvolvidos, que esses aspectos devem envolver não apenas o que diz respeito ao envelhecimento, mas, acima de tudo, o que diz respeito à pessoa idosa como sujeito de direitos humanos. O trabalho *com* as pessoas idosas deve ser fomentado e instituído na prática de enfermagem.

Ao se preparar para a atuação na área da enfermagem em gerontologia, o profissional contribui tanto para a saúde, o bem-estar e a qualidade de vida das pessoas idosas quanto para a melhoria dessas questões em toda a sociedade.

Esperamos que esta obra tenha proporcionado aprendizagens que fortaleçam a importante conexão entre o enfermeiro, a equipe interdisciplinar, a pessoa idosa, a família, a rede de apoio, a sociedade e as instituições públicas, privadas e governamentais.

Referências

ABEN – Associação Brasileira de Enfermagem. Departamento Científico de Enfermagem Gerontológica. Disponível em: <www.abennacional.org.br/site/enfermagem-gerontologica/>. Acesso em: 20 nov. 2023.

ABRAMS, P. et al. (Ed.). **Incontinence**. 6. ed. Bristol, UK: International Continence Society, 2017. Disponível em: <https://www.ics.org/publications/ici_6/Incontinence_6th_Edition_2017_eBook_v2.pdf>. Acesso em: 17 nov. 2023.

ALBUQUERQUE, D. da S. et al. Contribuições teóricas sobre o envelhecimento na perspectiva dos estudos pessoa-ambiente. **Psicologia USP**, v. 29, n. 3, p. 442-450, set. 2018. Disponível em: <https://www.scielo.br/j/pusp/a/vcZNwsRKBxHcZdgxsFhpmTk/abstract/?lang=pt#>. Acesso em: 17 nov. 2023.

ALMEIDA, T. de; LOURENÇO, M. L. Reflexões: conceitos, estereótipos e mitos acerca da velhice. **Revista Brasileira de Ciências do Envelhecimento Humano**, v. 6, n. 2, p. 233-244, maio/ago. 2009. Disponível em: <https://seer.upf.br/index.php/rbceh/article/view/171/793>. Acesso em: 17 nov. 2023.

ANCP – Academia Nacional de Cuidados Paliativos. **ANCP e cuidados paliativos no Brasil**. Disponível em: <https://www.paliativo.org.br/cuidados-paliativos/cuidados-paliativos-no-brasil>. Acesso em: 17 nov. 2023.

ANVISA – Agência Nacional de Vigilância Sanitária. Resolução da Diretoria Colegiada n. 11, de 26 de janeiro de 2006. **Diário Oficial da União**, Brasília, DF, 30 jan. 2006. Disponível em: <https://bvsms.saude.gov.br/bvs/saudelegis/anvisa/2006/res0011_26_01_2006.html>. Acesso em: 17 nov. 2023.

ANVISA – Agência Nacional de Vigilância Sanitária. Resolução da Diretoria Colegiada n. 283, de 26 de setembro de 2005. **Diário Oficial da União**, 27 set. 2005. Disponível em: <https://sbgg.org.br/wp-content/uploads/2014/10/rdc-283-2005.pdf>. Acesso em: 17 nov. 2023.

ANVISA – Agência Nacional de Vigilância Sanitária. Resolução de Diretoria Colegiada n. 502, de 27 de maio de 2021. **Diário Oficial da União**, 31 maio 2021. Disponível em: <https://bvsms.saude.gov.br/bvs/saudelegis/anvisa/2020/rdc0502_27_05_2021.pdf>. Acesso em: 17 nov. 2023.

ASSIS, G. M. et al. **Prevenindo e tratando a incontinência urinária feminina**. Taubaté: Casa Cultura, 2020. Disponível em: <https://sobest.com.br/wp-content/uploads/2020/11/Cartilha-Sobest-Incontinencia.pdf>. Acesso em: 17 nov. 2023.

ASSIS, G. M. et al. Cenário da disfunção miccional no Brasil à luz da ferramenta "árvore de problemas". **Brazilian Journal of Development**, v. 8, n. 4, p. 26583-26615, Apr. 2022. Disponível em: <https://ojs.brazilianjournals.com.br/ojs/index.php/BRJD/article/view/46504/pdf>. Acesso em: 17 nov. 2023.

ASSIS, G. M.; SILVA, C. P. C. da; MARTINS, G. Proposta de protocolo de avaliação e treinamento da musculatura do assoalho pélvico para atendimento à mulher com incontinência urinária. **Revista da Escola de Enfermagem da USP**, v. 55, e03705, 2021. Disponível em: <https://www.scielo.br/j/reeusp/a/RThjy4rJzYstdZg5NdWbf8F/?format=pdf&lang=pt>. Acesso em: 17 nov. 2023.

BAKHTIN, M. M. **Para uma filosofia do ato responsável**. 2. ed. São Carlos: Pedro & João Editores, 2012.

BAKHTIN, M. M. **Para uma filosofia do ato responsável**. 3. ed. São Carlos: Pedro & João, 2017.

BARBOSA, J. M. M.; DIAS, R. C.; PEREIRA, L. S. M. Qualidade de vida e estratégias de enfrentamento em idosos com incontinência fecal: uma revisão da literatura. **Revista Brasileira de Geriatria e Gerontologia**, v. 10, n. 3, p. 383-399, 2007. Disponível em: <https://www.scielo.br/j/rbgg/a/7qF5hYXnftbX5XC8tzQpTSx/?format=pdf&lang=pt>. Acesso em: 17 nov. 2023.

BAZO, M. T. Aportaciones de las personas mayores a la sociedad: analisis sociológico. **Revista Española de Investigaciones Sociológicas**, n. 73, p. 209-222, 1996. Disponível em: <https://reis.cis.es/REIS/PDF/REIS_073_13.pdf>. Acesso em: 17 nov. 2023.

BEAUVOIR, S. de. **A velhice**. 2. ed. Tradução de Maria Helena Franco Martins. Rio de Janeiro: Nova Fronteira, 2018.

BOFF, L. **O cuidado necessário**: na vida, na saúde, na educação, na ecologia, na ética e na espiritualidade. Petrópolis: Vozes, 2012.

BOMFIM, W. C.; SILVA, M. C. da; CAMARGOS, M. C. S. Estatuto do Idoso: análise dos fatores associados ao seu conhecimento pela população idosa brasileira. **Ciência & Saúde Coletiva**, v. 27, n. 11, p. 4277-4288, nov. 2022. Disponível em: <https://www.scielo.br/j/csc/a/BgpQPHZY6chtR34zqKDFK9p/?format=pdf&lang=pt>. Acesso em: 17 nov. 2023.

BOSI, E. **Memória e sociedade**: lembranças de velhos. 17. ed. São Paulo: Companhia das Letras, 1994.

BRASIL. Lei n. 8.842, de 4 de janeiro de 1994. **Diário Oficial da União**, Poder Legislativo, Brasília, DF, 5 jan. 1994. Disponível em: <https://www.planalto.gov.br/ccivil_03/leis/l8842.htm>. Acesso em: 17 nov. 2023.

BRASIL. Lei n. 10.741, de 1 de outubro de 2003. **Diário Oficial da União**, Poder Legislativo, Brasília, DF, 3 out. 2003. Disponível em: <https://www.planalto.gov.br/ccivil_03/leis/2003/l10.741.htm>. Acesso em: 27 ago. 2023.

BRASIL. Lei n. 12.461, de 26 de julho de 2011. **Diário Oficial da União**, Poder Legislativo, Brasília, DF, 27 jul. 2011. Disponível em: <https://www.planalto.gov.br/ccivil_03/_ato2011-2014/2011/lei/L12461.htm>. Acesso em: 17 nov. 2023.

BRASIL. Lei n. 14.723, de 22 de julho de 2022. **Diário Oficial da União**, Poder Legislativo, Brasília, DF, 25 jul. 2022. Disponível em: <https://www.planalto.gov.br/ccivil_03/_Ato2019-2022/2022/Lei/L14423.htm#art2>. Acesso em: 17 nov. 2023.

BRASIL. Lei Complementar n. 150, de 1º de junho de 2015. **Diário Oficial da União**, Poder Legislativo, Brasília, DF, 2 jun. 2015. Disponível em: <https://www.planalto.gov.br/ccivil_03/leis/lcp/lcp150.htm>. Acesso em: 17 nov. 2023.

BRASIL. Ministério da Saúde. Portaria n. 2.528, de 19 de outubro de 2006. **Diário Oficial da União**, Poder Executivo, Brasília, DF, 20 out. 2006.

BRASIL. Ministério da Saúde. Comissão Intergestores Tripartite. Resolução n. 41, de 31 de outubro de 2018. **Diário Oficial da União**, Brasília, DF, 23 nov. 2018a. Disponível em: <https://bvsms.saude.gov.br/bvs/saudelegis/cit/2018/res0041_23_11_2018.html>. Acesso em: 17 nov. 2023.

BRASIL. Ministério da Saúde. Secretaria de Atenção à Saúde. Departamento de Atenção Básica. **Envelhecimento e saúde da pessoa idosa**. Brasília, 2007. (Série A. Normas e Manuais Técnicos) (Cadernos de Atenção Básica, n. 19). Disponível em: <https://bvsms.saude.gov.br/bvs/publicacoes/abcad19.pdf>. Acesso em: 17 nov. 2023.

BRASIL. Ministério da Saúde. Secretaria de Atenção à Saúde. Departamento de Ações Programáticas Estratégicas. **Caderneta de Saúde da Pessoa Idosa**. 5. ed. Brasília, 2018b. Disponível em: <https://bvsms.saude.gov.br/bvs/publicacoes/caderneta_saude_pessoa_idosa_5ed.pdf>. Acesso em: 17 nov. 2023.

BRASIL. Ministério da Saúde. Secretaria de Atenção à Saúde. Departamento de Ações Programáticas Estratégicas. **Caderneta de Saúde da Pessoa Idosa**. 5. ed., 1. reimp. Brasília, 2020. Disponível em: <https://bvsms.saude.gov.br/bvs/publicacoes/caderneta_saude_pessoa_idosa_5ed_1re.pdf>. Acesso em: 17 nov. 2023.

BRASIL. Ministério da Saúde. Secretaria de Atenção à Saúde. Departamento de Atenção Básica. **Caderno de Atenção Domiciliar**. Brasília, 2012. v. 1. Disponível em: <http://189.28.128.100/dab/docs/publicacoes/geral/cad_vol1.pdf>. Acesso em: 17 nov. 2023.

BRASIL. Ministério da Saúde. Secretaria de Atenção à Saúde. Departamento de Atenção Básica. **Caderno de Atenção Domiciliar**. Brasília, 2013. v. 2. Disponível em: <189.28.128.100/dab/docs/portaldab/publicacoes/cad_vol2.pdf>. Acesso em: 17 nov. 2023.

BRASIL. Presidência da República. Subsecretaria de Direitos Humanos. **Plano de Ação para o Enfrentamento da Violência contra a Pessoa Idosa**. Brasília, 2005. Disponível em: <https://bvsms.saude.gov.br/bvs/publicacoes/plano_acao_enfrentamento_violencia_idoso.pdf>. Acesso em: 17 nov. 2023.

BRASIL. Secretaria de Direitos Humanos da Presidência da República. **Manual de enfrentamento à violência contra a pessoa idosa** [...]. Brasília, 2014. Disponível em: <https://www.gov.br/mdh/pt-br/centrais-de-conteudo/pessoa-idosa/manual-de-enfrentamento-a-violencia-contra-a-pessoa-idosa>. Acesso em: 17 nov. 2023.

BUBNOVA, T. O princípio ético como fundamento do dialogismo em Mikhail Bakhtin. **Conexão Letras**, v. 8, n. 10, p. 9-18, 2013.

CALDAS, C. P.; CAVALETTI, A. C. L. Avaliação da pessoa idosa: o papel do enfermeiro. In: ALVAREZ, A. M.; CALDAS, C. P.; GONÇALVES, L. H. T. (Org.). **Programa de Atualização em Enfermagem**: saúde do idoso – Ciclo 1. Porto Alegre: Artmed Panamericana, 2019. p. 13-54. (Sistema de Educação Continuada a Distância, v. 1).

CALEFI, S. O enfermeiro gerontólogo na gestão do cuidado do idoso. **Envelhecitude**, 10 fev. 2019. Disponível em: <https://www.youtube.com/watch?v=POEXI4R41zk>. Acesso em: 17 nov. 2023.

CFM – Conselho Federal de Medicina. Resolução n. 1.638, de 10 de julho de 2002. **Diário Oficial da União**, Brasília, DF, 9 ago. 2002. Disponível em: <https://sistemas.cfm.org.br/normas/arquivos/resolucoes/BR/2002/1638_2002.pdf>. Acesso em: 17 nov. 2023.

CHIMENTÃO, D. M. N.; DOMANSKY, R. de C. Dermatite associada à incontinência. In: DOMANSKY, R. de C.; BORGES, E. L. (Org.). **Manual para prevenção de lesões de pele**: recomendações baseadas em evidências. Rio de Janeiro: Rubio, 2012. p. 91-117.

CHRISTOFF, A. de O. et al. **Bases do cuidar em gerontologia**. Curitiba: InterSaberes, 2022.

COFEN – Conselho Federal de Enfermagem. Resolução n. 260, de 12 de julho de 2001. **Diário Oficial da União**, Brasília, DF, 12 jul. 2001. Disponível em: <http://www.cofen.gov.br/wp-content/uploads/2018/11/RESOLU%C3%87%C3%83O-260-2001.pdf>. Acesso em: 17 nov. 2023.

COFEN – Conselho Federal de Enfermagem. Resolução n. 290, de 24 de março de 2004. **Diário Oficial da União**, Brasília, DF, 24 mar. 2004. Disponível em: <http://www.cofen.gov.br/wp-content/uploads/2004/03/RESOLU%C3%87%C3%83O-290-2004.pdf>. Acesso em: 17 nov. 2023.

COFEN – Conselho Federal de Enfermagem. Resolução n. 358, de 15 de outubro de 2009. **Diário Oficial da União**, Brasília, DF, 23 out. 2009. Disponível em: <http://www.cofen.gov.br/resoluo-cofen-3582009_4384.html>. Acesso em: 17 nov. 2023.

COFEN – Conselho Federal de Enfermagem. Resolução n. 620, de 4 novembro de 2019. **Diário Oficial da União**, Brasília, DF, 6 nov. 2019. Disponível em: <www.cofen.gov.br/resolucao-cofen-no-620-2019_74957.html>. Acesso em: 17 nov. 2023.

COFEN – Conselho Federal de Enfermagem. Resolução n. 509, de 15 de março de 2016. **Diário Oficial da União**, Brasília, DF, 15 mar. 2016. Disponível em: <https://www.cofen.gov.br/resolucao-cofen-no-05092016-2/>. Acesso em: 17 nov. 2023.

COFEN – Conselho Federal de Enfermagem. Resolução n. 727, de 27 de setembro de 2023. **Diário Oficial da União**, Brasília, DF, 3 out. 2023. Disponível em: <https://www.cofen.gov.br/resolucao-cofen-no-727-de-27-de-setembro-de-2023/#:~:text=T%C3%A9cnica%20(ART)%2C%20pelo%20Servi%C3%A7o,Enfermeiro%20Respons%C3%A1vel%20T%C3%A9cnico%20(ERT).>. Acesso em: 17 nov. 2023.

COFEN – Conselho Federal de Enfermagem. Parecer de Câmara Técnica n. 04/2016. Brasília, DF, 2016. Disponível em: <http://www.cofen.gov.br/parecer-no-042016ctascofen_45837.html>. Acesso em: 17 nov. 2023.

COSTA, M. F. B. N. A. Rede de cuidado à pessoa idosa na atenção primária à saúde. In: ALVAREZ, A. M; CALDAS, C. P.; GONÇALVES, L. H. T. (Org.). **Programa de Atualização em Enfermagem**: saúde do idoso – Ciclo 2. Porto Alegre: Artmed Panamericana, 2020. p. 63-92. (Sistema de Educação Continuada a Distância, v. 2).

DA SILVA SANTOS, E. C.; BRASIL, A. M. R. Instrumentos de avaliação de rede e apoio social: uma revisão integrativa. **Ensaios e Ciência**, v. 25, n. 3, p. 361-368, 2021. Disponível em: <https://ensaiosecienccia.pgsscogna.com.br/ensaioeciencia/article/view/8784>. Acesso em: 17 nov. 2023.

DEBER, G. G. Arenas de conflito em torno do cuidado. **Tempo Social**, v. 26, n. 1, p. 35-45, jun. 2014. Disponível em: <https://www.scielo.br/j/ts/a/YWcKy5CBmzKKPjyVZqRmqgD/?format=pdf&lang=pt>. Acesso em: 17 nov. 2023.

DOLL, J.; RAMOS, A. C.; BUAES, C. S. Educação e Envelhecimento. **Educação & Realidade**, v. 40, n. 1, p. 9-15, jan./mar. 2015. Disponível em: <https://www.scielo.br/j/edreal/a/WrPpB3Wb7CDYjccZJVYRB8z/?format=pdf&lang=pt>. Acesso em: 17 nov. 2023.

DOMANSKY, R. de C. **Avaliação do hábito intestinal e fatores de risco para incontinência anal na população geral**. 125 f. Tese (Doutorado em Enfermagem) – Universidade de São Paulo, São Paulo, 2009. Disponível em: <https://teses.usp.br/teses/disponiveis/7/7139/tde-23062009-094830/publico/Rita_Domansky.pdf>. Acesso em: 17 nov. 2023.

DOMANSKY, R. de C. Introdução. In: DOMANSKY, R. de C.; BORGES, E. L. (Org.). **Manual para prevenção de lesões de pele**: recomendações baseadas em evidências. Rio de Janeiro: Rubio, 2012. p. 1-8.

DOMANSKY, R. de C.; BORGES, E. L. (Org.). **Manual para prevenção de lesões de pele**: recomendações baseadas em evidências. Rio de Janeiro: Rubio, 2012.

ENGEL, C. "A gente medica de acordo com a família": a geriatria cuidando das demências. **Mana**, v. 29, n. 1, 2023. Disponível em: <https://www.researchgate.net/publication/370622633_A_gente_medica_de_acordo_com_a_familia_a_geriatria_cuidando_das_demencias>. Acesso em: 17 nov. 2023.

EPUAP – European Pressure Ulcer Advisory Panel. NPIAP – National Pressure Injury Advisory Panel. PPPIA – Pan Pacific Pressure Injury Alliance. **Prevenção e tratamento de úlceras/lesões por pressão**: guia de consulta rápida. 3. ed. [S.l.], 2019. Disponível em: <https://www.epuap.org/wp-content/uploads/2020/11/qrg-2020-brazilian-portuguese.pdf>. Acesso em: 17 nov. 2023.

EVANGELISTA, D. G. et al. Impacto das feridas crônicas na qualidade de vida de usuários da Estratégia de Saúde da Família. **Revista de Enfermagem do Centro-Oeste Mineiro**, n. 2, v. 2, p. 254-263, 2012. Disponível em: <http://seer.ufsj.edu.br/index.php/recom/article/view/15/308>. Acesso em: 17 nov. 2023.

FABRÍCIO-WEHBE, S. C. C. et al. Adaptação cultural e validade da Edmonton Frail Scale – EFS em uma amostra de idosos brasileiros. **Revista Latino-Americana de Enfermagem**, v. 17, n. 6, nov.-dez. 2009. Disponível em: <https://www.scielo.br/j/rlae/a/vMLZjV6WRvqfwn4hPHcZNJJ/?format=pdf&lang=pt>. Acesso em: 17 nov. 2023.

FARIA, C. G.; CARMO, M. P. Transição e (in)adaptação ao lar de idosos: um estudo qualitativo. **Psicologia: Teoria e Pesquisa**, v. 31, n. 4, p. 435-442, out.-dez. 2015. Disponível em: <https://www.scielo.br/j/ptp/a/rdPxRBH7h4L6fL467SsLPVG/?format=pdf&lang=pt>. Acesso em: 17 nov. 2023.

FREITAS, M. C. et al. Úlcera por pressão em idosos institucionalizados: análise da prevalência e fatores de risco. **Revista Gaúcha de Enfermagem**, n. 32, v. 1, p. 143-150, 2011. Disponível em: <https://www.scielo.br/j/rgenf/a/Q6ttqWpTDhytWnTS6MzjHjC/?format=pdf&lang=pt>. Acesso em: 28 ago. 2023.

FRUMI, C.; CELICH, K. L. S. O olhar do idoso frente ao envelhecimento e à morte. **Revista Brasileira de Ciências do Envelhecimento Humano**, v. 3, n. 2, p. 92-100, jul./dez. 2006. Disponível em: <https://seer.upf.br/index.php/rbceh/article/view/78/74>. Acesso em: 17 nov. 2023.

GIRONDI, J. B. et al. Gerenciamento do cuidado de enfermagem para skin tears em idosos. In: ALVAREZ, A. M.; CALDAS, C. P.; GONÇALVES, L. H. T. (Org.). **Programa de Atualização em Enfermagem**: saúde do idoso – Ciclo 1. Porto Alegre: Artmed Panamericana, 2018. p. 127-162. (Sistema de Educação Continuada a Distância, v. 1).

HERDMAN, H. T.; KAMITSURU, S. (Org.). **Diagnósticos de enfermagem da Nanda-I**: definições e classificação 2018-2020. 11. ed. Porto Alegre: Artmed, 2018.

IBGE – Instituto Brasileiro de Geografia e Estatística. Pirâmide Etária. IBGE Educa. Disponível em: <https://educa.ibge.gov.br/jovens/conheca-o-brasil/populacao/18318-piramide-etaria.html>. Acesso em: 17 nov. 2023.

JANSEN, R. C. S.; SILVA, K. B. DE A.; MOURA, M. E. S. A Escala de Braden na avaliação do risco para lesão por pressão. **Revista Brasileira de Enfermagem**, v. 73, n. 6, e20190413, 2020. Disponível em: <https://www.scielo.br/j/reben/a/Cn4CDBzVQMbXf64ZZLB6xJC/?format=pdf&lang=pt>. Acesso em: 17 nov. 2023.

KLETEMBERG, D. F. et al. O mercado de trabalho em enfermagem gerontológica no Brasil. **Revista Brasileira de Enfermagem**, v. 72, Edição Suplementar n. 2, p. 104-111, 2019. Disponível em: <https://www.scielo.br/j/reben/a/dnLvsPQ8ywzg48LH4565dFf/?format=pdf&lang=pt>. Acesso em: 17 nov. 2023.

KLETEMBERG, D. F.; PADILHA, M. I.; LENARDT, M. H. Desenvolvimento da enfermagem gerontológica no Brasil. In: ALVAREZ, A. M.; CALDAS, C. P.; GONÇALVES, L. H. T. (Org.). **Programa de Atualização em Enfermagem**: saúde do idoso – Ciclo 2. Porto Alegre: Artmed Panamericana, 2020. p. 11-34. (Sistema de Educação Continuada a Distância, v. 2).

LAWTON, M. P. The Philadelphia Geriatric Center Morale Scale: a revision. **Journal of Gerontology**, v. 30, n. 1, p. 85-89, 1975. Disponível em: <https://academic.oup.com/geronj/article-abstract/30/1/85/596888?redirectedFrom=fulltext>. Acesso em: 17 nov. 2023.

LEMINSKI, P. **Caprichos e relaxos**. Prefácio de Haroldo de Campos. 2. ed. São Paulo: Brasiliense, 1983. (Cantadas Literárias, 13).

LENARDT, M. H. et al. Síndromes geriátricas e os cuidados de enfermagem. In: ALVAREZ, A. M.; CALDAS, C. P.; GONÇALVES, L. H. T. (Org.). **Programa de Atualização em Enfermagem**: saúde do idoso – Ciclo 2. Porto Alegre: Artmed Panamericana, 2020. p. 93-155. (Sistema de Educação Continuada a Distância, v. 2).

LIMA, S. M. M. Sujeito em Bakhtin: autoria e responsabilidade. **Percursos Linguísticos**, v. 8, n. 19, p. 59-76, 2018. Disponível em: <https://periodicos.ufes.br/percursos/article/view/20305/14247>. Acesso em: 17 nov. 2023.

LOURENÇO, R, A. et al. Brazilian Consensus on Frailty in Older People: Concepts, Epidemiology and Evaluation Instruments. **Geriatrics Gerontology and Aging**, v. 12, n. 2, p. 121-135, 2018. Disponível em: <https://cdn.publisher.gn1.link/ggaging.com/pdf/v12n2a10.pdf>. Acesso em: 17 nov. 2023.

LUZ, L. L. et al. Psychometric Properties of the Brazilian Version of the Vulnerable Elders Survey-13 (VES-13). **Cadernos de Saúde Pública**, v. 31, n. 3, p. 507-515, mar. 2015. Disponível em: <https://www.scielo.br/j/csp/a/GQTRwV87SJZgYkt3ggnFmvw/?format=pdf&lang=en>. Acesso em: 17 nov. 2023.

MACIEL, M. G. S. Avaliação do paciente em cuidados paliativos. In: CARVALHO, R. T. de; PARSONS, H. A. (Org.). **Manual de cuidados paliativos ANCP**. 2. ed. ampl. e atual. São Paulo: Academia Nacional de Cuidados Paliativos, 2012. p. 31-41. Disponível em: <https://biblioteca.cofen.gov.br/wp-content/uploads/2017/05/Manual-de-cuidados-paliativos-ANCP.pdf>. Acesso em: 17 nov. 2023.

MAIA, F. de O. M. et al. Adaptação transcultural do Vulnerable Elders Survey-13 (VES-13): contribuindo para a identificação de idosos vulneráveis. **Revista da Escola de Enfermagem da USP**, v. 46, n. esp., p. 116-122, 2012. Disponível em: <https://www.scielo.br/j/reeusp/a/rFRhbJC69dGGmvYcZyj55JR/?format=pdf&lang=pt>. Acesso em: 17 nov. 2023.

MANSO, M. E. G.; VERAS, E. C. A. Educação em gerontologia: a interdisciplinaridade na teoria; mas, e na prática? **Revista Kairós-Gerontologia**, v. 20, n. 3, p. 273-286, 2017. Disponível em: <https://revistas.pucsp.br/index.php/kairos/article/view/2176-901X.2017v20i3p273-286/25620>. Acesso em: 17 nov. 2023.

MARQUES, F. P.; BULGARELLI, A. F. Os sentidos da atenção domiciliar no cuidado ao idoso na finitude: a perspectiva humana do profissional do SUS. **Ciências & Saúde Coletiva**, v. 25, n. 6, p. 2063-2072, 2020. Disponível em: <https://www.scielo.br/j/csc/a/3K7JYrSQmmc79t7nvR5C8YS/?format=pdf&lang=pt>. Acesso em: 17 nov. 2023.

MARTINEZ, L. B. A.; EMMEL, M. L. Elaboração de um roteiro para avaliação do ambiente e do mobiliário no domicílio de idosos. **Revista de Terapia Ocupacional da USP**, v. 24, n. 1, p. 18-27, jan./abr. 2013. Disponível em: <https://www.revistas.usp.br/rto/article/view/61986/84585>. Acesso em: 17 nov. 2023.

MASSI, G. et al. Autonomia e velhice participativa: um trabalho dialógico. **Revista Cefac**, v. 21, n. 6, e14219, 2019. Disponível em: < https://www.scielo.br/j/rcefac/a/BKW3dr6jFf8zzHpqKqWKJ3K/?format=pdf&lang=pt>. Acesso em: 17 nov. 2023.

MENDONÇA, C. S. et al. Violência na atenção primária em saúde no Brasil: uma revisão integrativa da literatura. **Ciência & Saúde Coletiva**, v. 25, n. 6, p. 2247-2257, jun. 2020. Disponível em: <https://www.scielo.br/j/csc/a/5GyqvZVTTXQLnSbVwcZ6QvL/?format=pdf&lang=pt>. Acesso em: 17 nov. 2023.

MENEZES, T. M. de O.; LOPES, R. L. M. Significados do vivido pela pessoa idosa longeva no processo de morte/morrer e luto. **Ciência & Saúde Coletiva**, v. 19, n. 8, p. 3309-3316, ago. 2014. Disponível em: <https://www.scielo.br/j/csc/a/Tfs4PspCp7gwyGVHNhgN5Lc/?format=pdf&lang=pt>. Acesso em: 17 nov. 2023.

MORAES, E. N. de. Como preparar o sistema de saúde brasileiro para enfrentar o envelhecimento, tendo em vista a mudança do perfil demográfico. **Revista do Conselho Nacional de Secretários de Saúde**, n. 10, p. 40-45, jan./fev./mar. 2014. Disponível em: <https://www.conass.org.br/biblioteca/pdf/revistaconsensus_10.pdf>. Acesso em: 17 nov. 2023.

MORAES, E. N. de et al. A New Proposal for the Clinical-Functional Categorization of the Elderly: Visual Scale of Frailty (VS-Frailty). **Journal of Aging Research & Clinical Practice**, v. 5, n. 1, p. 24-30, 2016. Disponível em: <https://www.researchgate.net/publication/295398603_A_new_proposal_for_the_clinical-functional_categorization_of_the_elderly_Visual_Scale_of_Frailty_VS-Frailty>. Acesso em: 17 nov. 2023.

MORAES, E. N. de et al. **Avaliação multidimensional do idoso**. Curitiba: Secretaria de Estado da Saúde do Paraná, 2018. Disponível em: <https://www.saude.pr.gov.br/sites/default/arquivos_restritos/files/documento/2020-04/avaliacaomultiddoidoso_2018_atualiz.pdf>. Acesso em: 23 fev. 2024.

MORAES, E. N. de et al. Índice de Vulnerabilidade Clínico-Funcional-20 (IVCF-20): reconhecimento rápido do idoso frágil. **Revista de Saúde Pública**, v. 50, n. 81, p. 1-9, 2016. Disponível em: <https://www.scielo.br/j/rsp/a/HMMB75NZ93YFBzyysMWYgWG/?format=pdf&lang=pt>. Acesso em: 27 ago. 2023.

MORAES, E. N. de; MARINO, M. C. de A.; SANTOS, R. R. Principais síndromes geriátricas. **Revista Médica de Minas Gerais**, v. 20, n. 1, p. 54-66, 2010. Disponível em: <https://rmmg.org/artigo/detalhes/383#>. Acesso em: 17 nov. 2023.

MORAES, E. N. de; MORAES, F. L. **Avaliação multidimensional do idoso**. 5. ed. Belo Horizonte: Folium, 2016. (Coleção Guia de Bolso em Geriatria e Gerontologia, v. 1).

NARDI, E. de F. R.; SAWADA, N. O.; SANTOS, J. L. F. Associação entre a incapacidade funcional do idoso e a sobrecarga do cuidador familiar. **Revista Latino-Americana de Enfermagem**, v. 21, n. 5, p. 1096-1103, set.-out. 2013. Disponível em: <https://www.scielo.br/j/rlae/a/scgMZGC4LmpzkFPSmHXGH7c/?format=pdf&lang=pt>. Acesso em: 17 nov. 2023.

NOGUEIRA DA SILVA, E. et al. Medidas de prevenção de queda em idosos hospitalizados. **Enfermagem em Foco**, v. 11, n. 6, p. 172-178, 2020. Disponível em: <http://revista.cofen.gov.br/index.php/enfermagem/article/view/3419/1071>. Acesso em: 17 nov. 2023.

OLIVEIRA, R. A. A pele nas diferentes etapas da vida. In: DOMANSKY, R. de C.; BORGES, E. L. (Org.). **Manual para prevenção de lesões de pele**: recomendações baseadas em evidências. Rio de Janeiro: Rubio, 2012. p. 9-42. Disponível em: <https://issuu.com/editorarubio/docs/issuu_manual_para_preven____o_de_le>. Acesso em: 17 nov. 2023.

ONU – Organização das Nações Unidas. **Plano de Ação Internacional para o Envelhecimento 2002**. Tradução de Arlene Santos. Brasília: Secretaria Especial dos Direitos Humanos, 2003. (Série Institucional em Direitos Humanos, v. 1). Disponível em: <http://www.observatorionacionaldoidoso.fiocruz.br/biblioteca/_manual/5.pdf>. Acesso em: 17 nov. 2023.

OPAS – Organização Pan-Americana da Saúde. **As quatro áreas de ação da década**. Disponível em: <https://www.paho.org/pt/decada-do-envelhecimento-saudavel-nas-americas-2021-2030/quatro-areas-acao-da-decada>. Acesso em: 17 nov. 2023a.

OPAS – Organização Pan-Americana da Saúde. **Década do Envelhecimento Saudável nas Américas (2021-2030)**. Disponível em: <https://www.paho.org/pt/decada-do-envelhecimento-saudavel-nas-americas-2021-2030>. Acesso em: 17 nov. 2023b.

ORSTED, H. L. et al. Skin: Anatomy, Physiology and Wound Healing. In: CANADIAN ASSOCIATION OF WOUND CARE. **Foundations of Best Practice for Skin and Wound Management**. 2018. Disponível em: <https://www.woundscanada.ca/docman/public/health-care-professional/bpr-workshop/166-wc-bpr-skin-physiology/file>. Acesso em: 17 nov. 2023.

PARANÁ. Secretaria de Estado da Saúde do Paraná. Superintendência de Atenção à Saúde. **Avaliação multidimensional do idoso**. Curitiba, 2018a. Disponível em: <https://www.saude.pr.gov.br/sites/default/arquivos_restritos/files/documento/2020-04/avaliacaomultiddoidoso_2018_atualiz.pdf>. Acesso em: 17 nov. 2023.

PARANÁ. Secretaria de Estado da Saúde do Paraná. Superintendência de Atenção à Saúde. **Linha guia da saúde do idoso**. Curitiba, 2018b. Disponível em: <https://www.saude.pr.gov.br/sites/default/arquivos_restritos/files/documento/2020-04/linhaguiasaudeidoso_2018_atualiz.pdf>. Acesso em: 17 nov. 2023.

PARANHOS, W. Y.; SANTOS, V. L. C. G. Avaliação de risco para úlceras de pressão por meio da Escala de Braden, na língua portuguesa. **Revista da Escola de Enfermagem da USP**, v. 33, n. esp., p. 191-206, 1999.

PEDREIRA, L. C. Avaliação e assistência de enfermagem à cuidadora familiar idosa. In: ALVAREZ, A. M.; CALDAS, C. P.; GONÇALVES, L. H. T. (Org.). **Programa de Atualização em enfermagem**: saúde do idoso. – Ciclo 2. Porto Alegre: Artmed Panamericana, 2020. p. 42-57. (Sistema de Educação Continuada a Distância, v. 3).

PEREIRA, D.; PONTE, F.; COSTA, E. Preditores das atitudes negativas face ao envelhecimento e face à sexualidade na terceira idade. **Análise Psicológica**, v. 1, n. 36, p. 31-46, 2018. Disponível em: <https://www.researchgate.net/publication/323702354_Preditores_das_atitudes_negativas_face_ao_envelhecimento_e_face_a_sexualidade_na_terceira_idade>. Acesso em: 17 nov. 2023.

PERES, G. R. P.; STRAZZIERI-PULIDO, K. C. Prevenção de lesões por fricção. In: DOMANSKY, R. DE C.; BORGES, E. L. (Org.). **Manual para prevenção de lesões de pele**: recomendações baseadas em evidências. Rio de Janeiro: Rubio, 2012. p. 71-90.

PESSINI, L.; BERTACHINI, L. **Cuidar do ser humano**: ciência, ternura e ética. São Paulo: Paulinas; Centro Universitário São Camilo, 2009.

PULIDO, K. C. S. **Adaptação cultural e validação do instrumento Star Skin Tear Classification System, para a língua portuguesa no Brasil**. 189 fl. Dissertação (Mestrado em Enfermagem) – Universidade de São Paulo, São Paulo, 2010. Disponível em: <https://www.teses.usp.br/teses/disponiveis/7/7139/tde-23122010-103305/publico/Kelly_Pulido_ME.pdf>. Acesso em: 17 nov. 2023.

RABELO, D. F.; NERI, A. L. Avaliação das relações familiares por idosos com diferentes condições sociodemográficas e de saúde. **Psico-USF**, v. 21, n. 3, p. 663-674, set./dez. 2016. Disponível em: <https://www.scielo.br/j/pusf/a/g6Sx9rMbfcz9Z6R68nKpKpS/?format=pdf&lang=pt>. Acesso em: 17 nov. 2023.

REIS, R. B. dos et al. Incontinência urinária no idoso. **Acta Cirúrgica Brasileira**, v. 18, p. 47-51, 2003. Disponível em: <https://www.scielo.br/j/acb/a/JqVGTGKvG7Xp6JPfMqnvJ6q/?format=pdf&lang=pt>. Acesso em: 17 nov. 2023.

RHODEN, E. L. et al. Incontinência urinária. In: RHODEN, E. L. et al. **Urologia no consultório**. Porto Alegre: Artmed, 2009. p. 240-257.

ROCHA, A. F. da; HEY, A. P.; HOLDEFER, C. A. **Saúde e qualidade de vida em gerontologia**. Curitiba: InterSaberes, 2022.

RODRIGUES, A. G; SILVA, A. A. da. A rede social e os tipos de apoio recebidos por idosos institucionalizados. **Revista Brasileira de Geriatria e Gerontologia**, v. 16, n. p. 159-170, 2013. Disponível em: <https://www.scielo.br/j/rbgg/a/gz9xT9hNp8VSbQjngxzvCCC/?format=pdf&lang=pt>. Acesso em: 17 nov, 2023.

SALIBA, D. et al. The Vulnerable Elders Survey: a Tool for Identifying Vulnerable Older People in the Community. **Journal of the American Geriatrics Society**, v. 49, n. 12, p. 1691-1699, 2001. Disponível em: <https://agsjournals.onlinelibrary.wiley.com/doi/full/10.1046/j.1532-5415.2001.49281.x>. Acesso em: 17 nov. 2023.

SANTOS, C. R. de S.; SANTOS, V. L. C. de G. Epidemiologia das incontinências urinária e anal combinadas. **Acta Paulista de Enfermagem**, v. 22, n. 3, p. 328-330, 2009. Disponível em: <https://www.scielo.br/j/ape/a/mmyJ6Z6MKKxPcn3cqgw8jQg/?format=pdf&lang=pt>. Acesso em: 17 nov. 2023.

SANTOS, F. S. (Ed.). **Cuidados paliativos**: diretrizes, humanização e alívio de sintomas. São Paulo: Atheneu, 2011.

SBD – Sociedade Brasileira de Dermatologia. Consenso Brasileiro de Fotoproteção. **Fotoproteção no Brasil**: recomendações da Sociedade Brasileira de Dermatologia. Rio de Janeiro, 2013. Disponível em: <https://issuu.com/sbd.br/docs/consensob.fotoprote___oleigo-web?e=0/6449812>. Acesso em: 17 nov. 2023.

SBGG – Sociedade Brasileira de Geriatria e Gerontologia. **Cartas na Mesa**. Disponível em: <https://sbgg.org.br/projeto-cartas-na-mesa/apresentacao/>. Acesso em: 17 nov. 2023a.

SBGG – Sociedade Brasileira de Geriatria e Gerontologia. **O que é geriatria e gerontologia?** Disponível em: <https://sbgg.org.br/espaco-cuidador/o-que-e-geriatria-e-gerontologia>. Acesso em: 17 nov. 2023b.

SBGG – Sociedade Brasileira de Geriatria e Gerontologia. **Vamos falar de cuidados paliativos**. 2015. Disponível em: <https://sbgg.org.br/wp-content/uploads/2014/11/vamos-falar-de-cuidados-paliativos-verso-online.pdf>. Acesso em: 17 nov. 2023.

SECPAL – Sociedad Española de Cuidados Paliativos. **Guia de cuidados paliativos**. Disponível em: <https://paliativossinfronteras.org/wp-content/uploads/guiacpsecpal-1.pdf>. Acesso em: 17 nov. 2023.

SEIXAS, C. T.; CALDAS, C. P. As implicações do processo de envelhecimento populacional para a enfermagem brasileira. In: ALVAREZ, A.M.; CALDAS, C. P.; GONÇALVES, L. H. T. (Org.). **Programa de Atualização em Enfermagem**: saúde do idoso – Ciclo 2. Porto Alegre: Artmed Panamericana, 2020. p. 9-41. (Sistema de Educação Continuada a Distância, v. 3).

SGARBI, F. C.; CARMO, E. D. do; ROSA, L. E. B. Radiação ultravioleta e carcinogênese. **Revista de Ciências Médicas**, v. 16, n. 4-6, p. 245-250, jul./dez. 2007.

SIQUEIRA, F. M. et al. Avaliação multidimensional de pessoas idosas na Atenção Primária à Saúde: uma revisão de escopo. **Revista Brasileira de Geriatria e Gerontologia**, v. 26, e230051, 2023. Disponível em: <https://www.scielo.br/j/rbgg/a/HhcxYbQ8BSzfjCB7BGwNxDL/?format=pdf&lang=pt>. Acesso em: 17 nov. 2023.

SOCIEDADE BENEFICENTE ISRAELITA BRASILEIRA ALBERT EINSTEIN. **PlanificaSUS**: Workshop de Abertura – a planificação da atenção à saúde. São Paulo: Hospital Israelita Albert Einstein; Ministério da Saúde, 2019. Disponível em: <https://atencaobasica.saude.rs.gov.br/upload/arquivos/201907/03130637-guia-workshop-de-abertura-planificasus.pdf>. Acesso em: 17 nov. 2023.

SOUZA, P. A. de; BITENCOURT, G. R. Consulta de enfermagem gerontológica de acordo com NANDA-I, NOC E NIC. In: ALVAREZ, A.M.; CALDAS, C. P.; GONÇALVES, L. H. T. (Org.). **Programa de Atualização em Enfermagem**: saúde do idoso – Ciclo 3. Porto Alegre: Artmed Panamericana, 2020. p. 9-48. (Sistema de Educação Continuada a Distância, v. 1).

TAVARES, D. M. dos S.; GOMES, N. C. O envelhecimento populacional no Brasil. In: ALVAREZ, A.M.; CALDAS, C. P.; GONÇALVES, L. H. T. (Org.). **Programa de Atualização em Enfermagem**: saúde do idoso – Ciclo 1. Porto Alegre: Artmed Panamericana, 2019. p. 11-38. (Sistema de Educação Continuada a Distância, v. 3).

TISSOT, J. T.; VERGARA, L. G. L. Estratégias para prevenção de quedas no ambiente de moradia da pessoa idosa com foco no aging in place. **Ambiente Construído**, v. 23, n. 3, p. 25-37, jul./set. 2023. Disponível em: <https://www.scielo.br/j/ac/a/JLzX9krBPppTHwfVTcbMrLQ/?format=pdf&lang=pt>. Acesso em: 17 nov. 2023.

VERAS, R. P. **Guia dos instrumentos de avaliação geriátrica**. Rio de Janeiro: Unati/Uerj, 2019. Disponível em: <http://www.unati.uerj.br/Guia%20dos%20instrumentos%20Avaliacao%20Geriatrica.pdf>. Acesso em: 17 nov. 2023.

VICTORIA HOSPICE SOCIETY. **A Escala de Desempenho em Cuidados Paliativos versão 2 (EDCP v2)**. Tradução de Maria Goretti Sales Maciel e Ricardo Tavares de Carvalho. 2009. Disponível em: <https://victoriahospice.org/wp-content/uploads/2019/07/pps_-_portuguese_brazilian_-_sample.pdf>. Acesso em: 17 nov. 2023.

YAMADA, B. F. A. **Pele**: o manto protetor – higiene e hidratação. São Paulo: Andreoli, 2015.

YUASO, D. R. Síndromes geriátricas e a reabilitação da pessoa idosa. In: UNIVERSIDADE ABERTA DO SUS. UNIVERSIDADE FEDERAL DO MARANHÃO. Atenção à pessoa com deficiência I: [...]. **Atenção à pessoa idosa com deficiência**. São Luís: UNA-SUS; UFMA, 2021. Disponível em: <https://ares.unasus.gov.br/acervo/html/ARES/24259/1/Livreto%20S%c3%adndromes%20Geri%c3%a1tricas%20e%20a%20Reabilita%c3%a7%c3%a3o%20da%20Pessoa%20Idosa.pdf>. Acesso em: 17 nov. 2023.

ZIEZEMER, N. de B. S. et al. Profile of Professional Home Caregivers of Senior Citizens from a Southern Brazil Setting. **Research, Society and Development**, v. 9, n. 11, e59091110111, 2020. Disponível em: <https://rsdjournal.org/index.php/rsd/article/view/10111/9137>. Acesso em: 17 nov. 2023.

Respostas

Capítulo 1
Questões para revisão

1. Os fatores que se inter-relacionaram e contribuíram para a transição demográfica foram as taxas de natalidade e mortalidade, que eram elevadas e passaram a reduzir. Ocorreu a redução dos níveis de natalidade, persistindo a queda dos níveis de mortalidade e das taxas de crescimento populacional, iniciando-se o processo de envelhecimento populacional e o aumento da população em idade ativa. Depois, houve um equilíbrio entre as taxas de natalidade e de mortalidade, a estagnação das taxas de crescimento populacional, a redução da população em idade ativa e o envelhecimento significativo da população.
2. A gerontologia é o estudo do envelhecimento, contemplando aspectos biológicos, psicológicos e sociais. Para atuação nessa área, os profissionais têm formação diversificada, podendo ser, inclusive, enfermeiros. Esses profissionais interagem com profissionais de outras formações, como psicólogos, advogados, historiadores, assistentes sociais, sociólogos e antropólogos. Já a geriatria é uma especialidade da medicina para atender às pessoas idosas que envolve a promoção da saúde, a prevenção e o tratamento de doenças, a reabilitação funcional e os cuidados paliativos. Os fundamentos que compõem essa especialidade também dialogam com a gerontologia, em uma atuação interdisciplinar.
3. b
4. e
5. c

Questões para reflexão

1. Espera-se que o aluno reconheça que podemos estar vivendo uma nova transição epidemiológica com o aumento de doenças emergentes e doenças reemergentes. Além disso, as condições de trabalho estão se modificando, e hábitos de vida relacionados à atividade física, à alimentação e ao estresse podem contribuir para uma nova transição epidemiológica.

2. Entre os desafios que permeiam a atuação da enfermagem em gerontologia, podemos mencionar: a necessidade de estruturação e implantação de serviços qualificados para a atenção a pessoas idosas; as reflexões e o avanço nas concepções sociais acerca da velhice e do envelhecimento; a oferta de serviços de saúde, considerando-se cobertura e acesso; a insuficiência de recursos sociais para a provisão e atenção às múltiplas necessidades desse público em alguns cenários; a necessidade de superação do modelo de atenção à saúde hegemônico; a necessidade de redefinição de papéis e ações nos serviços de saúde, priorizando-se o público idoso; a necessidade de atenção à família, unidade de cuidado imprescindível na gerontologia; o fortalecimento da atenção básica; e a estruturação de políticas e serviços que contemplem a atenção domiciliar e os cuidados paliativos.

Capítulo 2

Questões para revisão

1. Os objetivos da avaliação da pessoa idosa são: identificar idosos em risco; identificar problemas de saúde de competência da enfermagem, considerando a abordagem multidisciplinar; orientar a pessoa idosa, seu cuidador (sua cuidadora) e seus familiares por meio de processos educativos; incentivar o papel da pessoa idosa e de seus familiares

com relação ao cuidado, ao bem-estar e à qualidade de vida desses sujeitos; identificar sentimentos e necessidades desses sujeitos, para elaborar um plano de cuidados e de gerenciamento dos cuidados.
2. Alguns indicadores que podem caracterizar a fragilidade em pessoas idosas são: redução da força de preensão manual; redução da velocidade da marcha; perda de peso não intencional; fadiga e exaustão autorrelatada; redução do nível de atividade física.
3. d
4. c
5. b

Questão para reflexão

1. Resposta esperada: A importância do enfermeiro na avaliação da pessoa idosa é ampla e incontestável. O enfermeiro pode utilizar a avaliação da pessoa idosa em um primeiro momento de forma a iniciar o vínculo terapêutico e conhecer o sujeito em todas as suas dimensões (familiar, social, psicoafetiva, física, funcional) e, ainda, sua história de vida. Sua atuação na avaliação inicial e periódica do sujeito é imprescindível para o planejamento do plano de cuidados, a identificação de riscos, de vulnerabilidades e de fragilidades; para a elaboração de propostas para a prevenção de agravos e morbidades; para a estruturação de ações de promoção à saúde e qualidade de vida da pessoa idosa, da família e da coletividade, contribuindo para a melhoria da qualidade de vida em geral das populações. Além disso, a avaliação da pessoa idosa pode contemplar ações educativas, de pesquisa, atuações políticas e organizacionais, incluindo a estruturação de políticas públicas necessárias a esse público.

Capítulo 3
Questões para revisão

1. As orientações de enfermagem a serem observadas para que a pessoa idosa faça a fotoproteção da pele são as seguintes: evitar a exposição solar de forma desprotegida e intencional, com o objetivo de contribuir para a produção de vitamina D; utilizar protetor solar com fator de proteção acima de 30 para aqueles que se expõem ao sol; utilizar protetor solar com fator de proteção de, no mínimo, 30 para as demais pessoas; protetores solares com fator de proteção solar mais alto do que 30 devem ser usados nas pessoas que já tiveram câncer de pele; não se expor ao sol sem o uso adequado de protetor solar; evitar a exposição solar principalmente entre 10 h e 15 h, horários de maior incidência dos raios UV; aplicar o protetor solar, em duas camadas, 15 minutos antes da exposição, em quantidade adequada para cada área corporal, reaplicando a cada duas horas; utilizar a quantidade adequada de protetor solar.
2. As principais alterações na pele de pessoas idosas são: a redução de 65% a 70% da espessura da pele, a redução de melanócitos, o tempo aumentado para troca epidermal, a perda da produção de células-tronco epidérmicas, a alteração na junção dermoepidérmica, a limitação da capacidade de divisão celular na derme, a perda de gordura subcutânea e a redução da circulação sanguínea e da produção de suor. Além disso, com o avanço da idade, ocorre uma redução de 50% da renovação celular da epiderme.
3. c
4. c
5. e

Questões para reflexão

1. Resposta esperada: Como a incontinência urinária de esforço se dá, principalmente, pelo enfraquecimento da musculatura do assoalho pélvico, algumas intervenções de enfermagem são fundamentais para a sua prevenção, como beber água de forma a urinar em intervalos regulares durante o dia, esvaziar a bexiga a cada três horas, manter o peso ideal, praticar atividade física e fazer exercícios de fortalecimento para o assoalho pélvico.

2. Resposta esperada: Lesões por pressão (LPs): a avaliação diária da pele e do risco de ocorrência de LP, a avaliação e o tratamento nutricional, o reposicionamento no leito a cada duas horas, a mobilização precoce e o uso de superfícies de suporte adequadas na cama e em cadeiras ou macas. Dermatite associada à incontinência: a limpeza suave e sem fricção, o uso de sabonete com pH semelhante ao da pele ou de limpadores de pele industrializados, o uso de toalhas macias para secar a pele e/ou fraldas absorventes de boa qualidade, a avaliação diária da pele e a utilização regular de emolientes sem friccionar e protetores para a pele, como aqueles à base de copolímero de acrílico.

Capítulo 4

Questões para revisão

1. a
2. d
3. b
4. Os instrumentos que podem auxiliar o profissional de enfermagem na avaliação familiar são: Apgar familiar, voltado para a reflexão acerca da satisfação de cada membro da família; Practice, para a avaliação do funcionamento das famílias – o instrumento é focado no problema, o que permite a aproximação esquematizada para

trabalhar com as famílias; Firo, que tem como especificidades a inclusão, o controle e a intimidade.

5. As intervenções de enfermagem em gerontologia que podem ser aplicadas para contribuir para a redução das violências contra as pessoas idosas são: articular, junto com as comunidades, os agentes públicos e os familiares, estratégias que contribuam para o envelhecimento ativo e saudável e para que as temáticas relacionadas ao envelhecer estejam presentes nas discussões e agendas nacionais e internacionais, buscando-se a construção de políticas públicas que garantam os direitos das pessoas idosas, os mantenham e, em alguma medida, os ampliem. A reorganização do processo de trabalho, a prevenção, a detecção precoce e o acompanhamento da violência vão além de uma perspectiva fisiológica, considerando ferimentos e danos corporais, e abrangem o entendimento de seu aspecto social e cultural. Nessa reorganização, seria importante a ação do enfermeiro de forma a melhorar a construção de vínculo no atendimento, a assistência integral à pessoa idosa, incluindo aspectos físicos, psicoafetivos, sociais, familiares e espirituais, o acompanhamento contínuo, o reconhecimento da violência como um problema de saúde e, consequentemente, o engajamento na implementação de ações de promoção e prevenção da saúde.

Questões para reflexão

1. Resposta esperada: No histórico de enfermagem, acolher o sujeito de forma a contribuir para a geração de vínculo e o estabelecimento de uma relação de confiança; estar atento à compreensão da dinâmica familiar e/ou dos cuidadores; fazer a avaliação geriátrica ampla; avaliar o nível de dependência; observar o relacionamento interpessoal com os familiares e com a rede de apoio; questionar os responsáveis sobre medicações de uso contínuo e cuidados necessários; questionar se a pessoa idosa se sente prejudicada de alguma forma

na relação com seus familiares e/ou responsáveis; durante o exame físico, observar o comportamento, bem como condições de higiene e indicadores físicos de agressão e/ou violência sexual; investigar as narrativas que justifiquem lesões e/ou traumas; elaborar o planejamento da assistência; levantar os diagnósticos de enfermagem pertinentes ao caso, as intervenções correspondentes e agendar as avaliações necessárias.

2. Resposta: Desenvolver e implantar uma cultura da paz; fortalecer a convivência de pessoas idosas com outras gerações; fortalecer os vínculos com as pessoas idosas; desenvolver as potencialidades da pessoa; fomentar a necessidade de uma vida com mais saúde e bem-estar; avaliar e implementar medidas que melhorem todos os domínios da qualidade de vida; fortalecer as redes de apoio e as relações familiares; garantir os direitos das pessoas idosas; garantir assistência social adequada; garantir assistência à saúde adequada e adaptada às necessidades individuais; combater a desigualdade social e as práticas de discriminação e violência.

Capítulo 5
Questões para revisão
1. b
2. a
3. b
4. Resposta esperada: Como intervenções de enfermagem, podemos citar o registro de quedas, analisando-se suas causas e fatores predisponentes; orientações acerca da prevenção de quedas; a avaliação do ambiente de forma a evitar fatores externos que contribuam para as quedas; a avaliação de seu nível de tolerância para atividades físicas; o auxílio na elaboração de um plano de exercícios de força, flexibilidade e resistência; a verificação dos sinais vitais periodicamente,

incluindo a pressão arterial e a frequência cardíaca, bem como dos níveis de glicemia. É importante ensinar os familiares e/ou cuidadores a realizar essa verificação e monitoramento.

5. Resposta esperada: Esses cuidados não significam, simplesmente, que a morte é iminente; trata-se de um conjunto de medidas, tomadas por uma equipe multidisciplinar, que visa, primordialmente, à melhoria da qualidade de vida do paciente e de seus familiares diante de uma doença que ameace a vida. O objetivos é que, por meio da prevenção e do alívio do sofrimento e da dor, bem como de demais sintomas físicos, sociais, psicológicos e espirituais, o paciente e a família sejam acolhidos e acompanhados pelos profissionais nos diferentes estágios de uma doença grave e incurável.

Questão para reflexão

1. No cenário de cuidados paliativos na atenção domiciliar, o enfermeiro deve estimular a criação de vínculos com a pessoa idosa, seus familiares e cuidadores; a composição de equipes de atenção domiciliar com qualificação para os cuidados paliativos; a estruturação de modalidades de trabalho definida conforme a intensidade do cuidado, observando-se o plano terapêutico individual. Além disso, deve considerar aspectos multidimensionais na avaliação da pessoa idosa e na elaboração do plano de cuidados, envolvendo a dimensão física, familiar, social, psicoafetiva e espiritual. Ele também deve contribuir para que o ambiente domiciliar seja o principal *locus* de cuidado no período de terminalidade de vida, sempre que desejado e possível, assim como estabelecer uma rede de comunicação efetiva entre a família, a pessoa idosa e os profissionais de saúde.

Sobre a autora

Ana Paula Hey é doutora em Saúde e Comunicação Humana (2023) pela Universidade Tuiuti do Paraná (UTP), mestre em Cirurgia (2014) pela Pontifícia Universidade Católica do Paraná (PUC-PR) e em Cuidados Paliativos (2019) pela Universidad de Sevilla, especialista em Enfermagem em Estomaterapia (2006) pela PUC-PR e em Terapia Intensiva (2018) pelo Icetec e graduada em Enfermagem (2001) pela UTP. Atua na área de Enfermagem em estomaterapia e em cuidados paliativos. É docente da UTP.

Os papéis utilizados neste livro, certificados por instituições ambientais competentes, são recicláveis, provenientes de fontes renováveis e, portanto, um meio responsável e natural de informação e conhecimento.

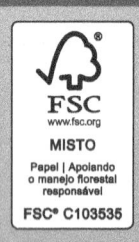

FSC
www.fsc.org
MISTO
Papel | Apoiando
o manejo florestal
responsável
FSC® C103535

Impressão: Reproset